2026丙午年

节气时令五十二方

四季体质周养方案

尹勇 主编

化学工业出版社
·北京·

内容简介

本书以中医学天人相应思想和五运六气理论为基础，结合二十四节气，将丙午年划分为五十二周，提出“顺时辨体养生”体系。在节气时令养生的框架上，聚焦患病方向预警与体质精准调养，融入王琦院士总结的九种体质理论，为不同体质人群提供节气健康指南。全书立足气候规律，以周为单位推演高发患病方向，弱化具体病名，强化未病预防的普适性；同时创建“体质风险星级预警”体系，量化九种体质每周健康风险等级，直观提示养护优先级，破解传统养生千人一方的局限。

本书特色鲜明，面向大众，直接呈现调养要点，包括饮食起居、运动锻炼、情志调养、不入口的药、不破皮的针五位一体调养方案，弱化专业术语，居家即可实践；面向中医师，通过验案解析五运六气与体质理论在临床的衔接，深化辨证思维。本书既可以作为家庭节气健康枕边书，指导饮食、运动、情志的精准调节；亦可作为中医从业者的工具书，助力治未病理论落地，推动全民在顺应天时、认知体质中筑牢健康根基。

图书在版编目（CIP）数据

2026丙午年节气时令五十二方 ： 四季体质周养方案 / 尹勇主编. -- 北京 ： 化学工业出版社， 2025. 9.
ISBN 978-7-122-49032-2

Ⅰ. R212

中国国家版本馆CIP数据核字第20250S1G71号

责任编辑：王　玮
责任校对：田睿涵
装帧设计：韩　飞

出版发行：化学工业出版社
（北京市东城区青年湖南街13号　邮政编码100011）
印　　装：天津市银博印刷集团有限公司
710mm×1000mm　1/16　印张15½　字数285千字
2025年10月北京第1版第1次印刷

购书咨询：010-64518888　　售后服务：010-64518899
网　　址：http://www.cip.com.cn
凡购买本书，如有缺损质量问题，本社销售中心负责调换。

定　　价：69.80元　

编写人员名单

主　编　尹　勇

编　者（按姓氏笔画排序）

王贺楷
尹　勇
叶昊寰
史宏振
刘沛贤
许天泽
苏鸿鑫
吴志伟
冷罗秀
张京鸿
周　峰
高　飞
曾驰宇

编写说明

本书将中医五运六气理论与体质学说，尤其是王琦院士总结的九种体质学说深度融合，构建“节气 - 体质 - 健康”的动态养生模型。全书以丙午年气候规律为纲，创新推出“九类体质风险星标”系统，如“平和质★☆☆”是一星，代表本周处于基础防护级，提示重点关注节气基础禁忌，相当于为体质强健者提供的“防病备忘录”；“阳虚质★★★”是三星，代表本周处于重点调养级，提示重点执行系统调养方案，相当于为体质偏颇者制订的“节气处方笺”。量化呈现每周不同体质人群的健康波动趋势，并配套简明可行的饮食、起居、情志调养建议，着力破解传统养生“万人同方”的局限，让人们在家就能实践“一人一策”的精准养护。

书中病症预警均标注核心体质倾向，如第六周眩晕（阴虚阳亢），需特别留意，同一症状在不同节气可能对应不同体质病机。例如“头痛”在雨水周多为肝阳上亢，小寒周则常属阴虚血少，需结合当周“体质星标”与节气分析综合理解。所有提示如“腹胀”“胁肋痛”均为健康风险方向，而非具体疾病诊断。如丙午年终之气（第四十一周）提示风寒感冒，其中平和质是★☆☆、阳虚质是★★★，意指风寒邪气可能引发头痛、关节疼痛或咳嗽，体质差异决定风险程度与调养重点。

本书有以下几个特色：一是调养方案生活化，代茶饮方选用药食同源食材（如桑菊百合茶）；受八段锦、五禽戏、太极拳等传统功法的启发，结合慢跑、骑行、球类等日常锻炼特点，制订了原创的运动锻炼方案；外治法仅限按摩、足浴等居家操作，禁用针刺等专业手段。二是风险提示可视化，九种体质星标

（★★★、★★☆、★☆☆）直观提示养护优先级，三星需重点防护。三是安全防护前置化，每类体质方案均标注禁忌，如“阴虚体质慎艾灸”“孕妇禁用耳穴压豆”等，涉及药物均备注“膳食推荐”或“备药建议”，严禁自行用药。

全书内容均依据国家规划教材编写，不采纳个人经验方。体质分析表仅供养生参考，非临床诊断依据。若遇持续不适或急症，请即刻就医。本书愿作您顺应天时、认知体质的健康伙伴，疏漏之处，恳请指正。

编者

乙巳年夏至

目录

第一周

腹胀

（脾虚湿困）

一、历法解析

历法	周一	周二	周三	周四	周五	周六	周日
公历	2026 年 2 月 2 日	2026 年 2 月 3 日	2026 年 2 月 4 日	2026 年 2 月 5 日	2026 年 2 月 6 日	2026 年 2 月 7 日	2026 年 2 月 8 日
农历	蛇年 腊月十五	蛇年 腊月十六	蛇年 腊月十七	蛇年 腊月十八	蛇年 腊月十九	蛇年 腊月二十	蛇年 腊月廿一
干支历	乙巳年 己丑月 丁未日	乙巳年 己丑月 戊申日	乙巳年 庚寅月 己酉日	乙巳年 庚寅月 庚戌日	乙巳年 庚寅月 辛亥日	乙巳年 庚寅月 壬子日	乙巳年 庚寅月 癸丑日
节气历	大寒三候水泽腹坚		立春一候东风解冻				

本周节气：气温由极寒逐渐回暖，结的冰开始解冻，东风渐起，春天气息初现，万物准备复苏。

调养重点：根据五运六气理论，本周木气太过，脾土被克；寒气太过，脾阳被遏，加之节日期间饮食不节等，脾胃受损，且被湿困，容易出现消化系统的症状，尤其需要注意腹胀、腹泻等症状。

二、体质分析

重点需要注意调养的体质（★★★）	痰湿质
次要需要注意调养的体质（★★☆）	气虚质、阳虚质、湿热质
一般需要注意调养的体质（★☆☆）	平和质、阴虚质、特禀质、气郁质、血瘀质

- **痰湿质：** 需要重点注意调养。痰湿困阻脾胃，导致运化失常，本周容易出现腹泻、纳差。
- **气虚质：** 气虚推动无力，加重水湿停滞，尤其在劳累后容易出现腹泻、腹胀。
- **阳虚质：** 阳虚不能温化水饮，加之寒气伤阳，尤其在饮冷后容易出现胸闷、腹痛。
- **湿热质：** 湿热与痰湿互结，尤其在进食黏腻食物后容易出现大便黏滞、腹泻。
- **平和质、阴虚质、特禀质、气郁质、血瘀质：** 本周较为平稳。

三、体质调养建议

（一）痰湿质（★★★）

1. 饮食起居

- 多吃锅巴、炒米、胡椒饼、生姜等温燥之品，多吃花生、红薯等植物根部。
- 少吃糍粑、年糕等糯米制品。

2. 运动锻炼

- **锻炼方式：** 参考八段锦调理脾胃须单举式。
- **做法：** 一手高举托天，掌心向上；一手下按至髋侧，掌心向下，上下对拉。左右交替重复，各 7 次，持续约 10 分钟，辰时（07：00 ～ 09：00）练习效果最佳。
- **注意事项：** 注意呼吸与动作配合，动作以缓慢、微汗为宜。练功衣着应适宜，注意避风，练功后不要立即接触冷水。

3. 不入口的药

- **方法：** 睡前泡脚。
- **做法：** 宜用藿香正气水 3 ～ 5 支兑入温水中，睡前泡脚 15 分钟。
- **注意事项：** 注意水面没过脚踝，水温控制在 50℃以下，以微汗为宜。

4. 不破皮的针

- **方法：** 穴位按揉。
- **操作：** 巳时（09：00 ～ 11：00）按揉阴陵泉穴，用拇指指腹贴穴，顺时针按揉 36 圈。
- **注意事项：** 按揉穴位时避风，按揉至皮下微热、微微发胀为宜。

5. 备药建议

- **中成药：** 小儿腹泻宁糖浆。

• **功效：**健脾和胃，生津止泻。

• **适应证：**脾胃气虚所致的泄泻，症见大便泄泻、腹胀腹痛、纳减、呕吐、口干、倦怠乏力、舌淡苔白。建议在医师指导下使用。

（二）气虚质（★★☆）

1. 饮食起居

• **膳食推荐：**人参猪肚汤。

• **做法：**取适量人参、茯苓、陈皮、猪肚、花椒、姜、蒜。猪肚焯水后切条，与其他食材一起大火煮沸后转小火煮 30 分钟，调味后再煮 5 分钟即可。作为午餐汤品食用，本周服用 3 ～ 5 次。

• **注意事项：**感冒发热期间请勿食用。

2. 运动锻炼

• **锻炼方式：**散步。

• **做法：**巳时（09：00 ～ 11：00）散步 20 分钟左右。散步时眺望远方。

• **注意事项：**避风寒，微汗为宜，晴天出行。

3. 不破皮的针

• **方法：**穴位按揉。

• **操作：**辰时（07：00 ～ 09：00）按揉足三里穴，用拇指指腹贴穴，顺时针按揉 36 圈。

• **注意事项：**按揉穴位时避风，按揉至皮下微热、微微发胀为宜。

（三）阳虚质（★★☆）

1. 饮食起居

• **方法：**晒背补阳。

• **做法：**在晴朗天气，于午时（11：00 ～ 13：00）阳光最盛时，背对太阳静坐 15 分钟。

• **注意事项：**注意避风，并在晒背后喝适量淡盐水补充津液。

2. 运动锻炼

• **锻炼方式：**参考八段锦两手攀足固肾腰式。

• **做法：**双腿并拢，身体前俯，双手顺势攀足，脊柱逐节伸展，缓慢直腰恢复。重复 7 次，持续约 10 分钟，辰时（07：00 ～ 09：00）练习效果最佳。

• **注意事项：**注意呼吸与动作配合，全套动作以缓慢、微汗为宜。练功衣着应适宜，注意避风，练功后不要立即接触冷水。

3. 不入口的药

• **方法：**睡前泡脚。

- **做法：**取适量艾叶、生姜煮水，睡前泡脚 15 分钟。
- **注意事项：**注意水面没过脚踝，水温控制在 50℃以下，以微汗为宜。

4. 不破皮的针

- **方法：**命门穴、肾俞穴搓擦法。
- **操作：**将双手掌心搓热，快速上下搓擦命门穴及两侧肾俞穴，共 100 次，持续 5 分钟。在卯时（05：00 ～ 07：00）晨起后操作最佳。
- **注意事项：**注意在室内进行，避免吹风受寒。

（四）湿热质（★★☆）

1. 饮食起居

忌芒果、榴莲、菠萝蜜、荔枝、龙眼、奶茶等具有湿热性质的饮食。

2. 运动锻炼

- **锻炼方式：**瑜伽。
- **做法：**注意保持动作标准，拉筋伸展，每次30～45分钟，在申时（15：00～17：00）进行最佳。
- **注意事项：**注意在室内进行，避免吹风受寒。运动前热身，拉筋伸展。

3. 不破皮的针

- **方法：**穴位按揉。
- **操作：**卯时（05：00 ～ 07：00）按揉曲池穴，用拇指指腹贴穴，顺时针按揉 36 圈。
- **注意事项：**按揉穴位时避风，按揉至皮下微热、微微发胀为宜。

（五）平和质、阴虚质、特禀质、气郁质、血瘀质（★☆☆）

1. 饮食起居

- 少吃水果、冷饮等生冷之品，鱼腥草、蒲公英等凉性茶饮。
- 春捂，重点顾护腰腹、膝关节、大椎穴等部位。
- 少去江、河、湖、海等水边吹风。

2. 运动锻炼

适当运动，注意防风防寒，避免大量出汗。

3. 情志调养

避免忧思，多参与轻松活动。

第二周

震颤

（阴虚风动）

一、历法解析

历法	周一	周二	周三	周四	周五	周六	周日
公历	2026 年 2 月 9 日	2026 年 2 月 10 日	2026 年 2 月 11 日	2026 年 2 月 12 日	2026 年 2 月 13 日	2026 年 2 月 14 日	2026 年 2 月 15 日
农历	蛇年 腊月廿二	蛇年 腊月廿三	蛇年 腊月廿四	蛇年 腊月廿五	蛇年 腊月廿六	蛇年 腊月廿七	蛇年 腊月廿八
干支历	乙巳年 庚寅月 甲寅日	乙巳年 庚寅月 乙卯日	乙巳年 庚寅月 丙辰日	乙巳年 庚寅月 丁巳日	乙巳年 庚寅月 戊午日	乙巳年 庚寅月 己未日	乙巳年 庚寅月 庚申日
节气历	立春二候蛰虫始振					立春三候鱼陟负冰	

本周节气： 本周为立春二三候。气温回暖，阳气升发，蛰虫苏醒蠕动，鱼游至水面，万物开始复苏。

调养重点： 根据五运六气理论，本周木气太过，风木主筋，风动则颤，寒性收引，更加不适，加之节日亲友团聚熬夜等，阴血受损，容易出现神经系统的症状，尤其需要注意震颤等病症。

二、体质分析

重点需要注意调养的体质（★★★）	阴虚质
次要需要注意调养的体质（★★☆）	气郁质、血瘀质、痰湿质
一般需要注意调养的体质（★☆☆）	平和质、阳虚质、特禀质、气虚质、湿热质

- **阴虚质：**阴虚筋脉失养致虚风内动，本周容易出现四肢震颤、眩晕。
- **气郁质：**气郁化火伤阴，尤其在生气动怒之后，容易出现震颤、胁肋胀痛。
- **血瘀质：**血瘀阻络可加重震颤，尤其在熬夜后，容易出现肢体震颤、手脚麻木。
- **痰湿质：**痰湿阻滞气机影响津液输布，尤其在过食黏腻食物后，容易出现皮肤干燥起皮。
- **平和质、阳虚质、特禀质、气虚质、湿热质：**本周较为平稳。

三、体质调养建议

（一）阴虚质（★★★）

1. 饮食起居

- **膳食推荐：**菊花枸杞石斛茶。
- **做法：**取适量菊花、枸杞子、石斛，沸水冲泡。酉时（17：00 ～ 19：00）温服最佳。本周饮用 3 次。
- **注意事项：**此代茶饮性质凉润，若出现食欲不振、腹泻、畏寒等症状，应立即停止服用。

2. 运动锻炼

- **锻炼方式：**打坐。
- **做法：**盘腿，挺直后背，使脊椎保持自然生理曲线，双手相叠，掌心向上。呼气下沉，排除杂念，关注呼吸，持续 20 ～ 30 分钟。在戌时（19：00 ～ 21：00）练习最佳。
- **注意事项：**室内进行，避风寒。

3. 不入口的药

- **方法：**睡前泡脚。
- **做法：**热水中放入少量食盐，待水温适宜后，睡前泡脚 15 分钟。
- **注意事项：**注意水面没过脚踝，水温控制在 50℃以下，以微汗为宜。

4. 不破皮的针

- **方法：**穴位按揉。
- **操作：**巳时（09：00 ～ 11：00）按揉三阴交穴，用拇指指腹贴穴，顺时针按揉 36 圈。
- **注意事项：**按揉穴位时避风，按揉至皮下微热、微微发胀为宜。

5. 备药建议

- **中成药：**杞菊地黄丸。

• **功效：** 滋肾养肝。

• **适应证：** 肝肾阴亏，眩晕耳鸣，羞明畏光，迎风流泪，视物昏花。建议在医师指导下使用。

（二）气郁质（★★☆）

1. 饮食起居

• **膳食推荐：** 二花解郁茶。

• **做法：** 取适量玫瑰花、月季花、红茶，沸水冲泡。巳时（09：00～11：00）温服最佳。

• **注意事项：** 不得空腹饮用。女性经期慎用，孕妇、胃炎患者、花粉过敏者禁用。

2. 运动锻炼

• **锻炼方式：** 参考八段锦两手托天理三焦式。

• **做法：** 自然站立，双手上举至头顶，掌心向上，抬头目视手背，脚跟微抬，配合呼吸。此式重复 7 次，持续约 10 分钟，辰时（07：00～09：00）练习效果最佳。

• **注意事项：** 注意呼吸与动作配合，动作以缓慢、微汗为宜。练功衣着应适宜，注意避风，练功后不要立即接触冷水。

3. 不入口的药

• **方法：** 中药香囊。

• **做法：** 取适量木香、紫苏梗、玫瑰花，打粉后装入囊袋。将香囊挂于膻中穴处，每日佩戴。每 2 周更换一次粉末，时时揉搓。

• **注意事项：** 粉尘过敏者禁用。

4. 不破皮的针

• **方法：** 循经敲打。

• **操作：** 用艾草锤敲打肝经，按照肝经的循经走向（从下到上）敲打 10 遍，在辰时（07：00～09：00）操作最佳。

• **注意事项：** 用力适度，以有酸胀感为宜。

（三）血瘀质（★★☆）

1. 饮食起居

• **膳食推荐：** 桃仁粥。

• **做法：** 取适量桃仁（去皮尖）、赤芍、粳米、生姜，洗净加入适量水，煮沸后转小火熬粥。最后可用红糖调味。早晨代餐食用。本周服用 3 次。

• **注意事项：** 此粥品性质滑利，若出现腹泻、腹痛等症状，应立即停止服用。女性经期慎用，孕妇禁用。

2. 运动锻炼

- **锻炼方式：**慢跑。
- **做法：**晴天阳光下，保持中低强度慢跑，持续 30 分钟，促进血液循环。推荐在申时（15：00 ～ 17：00）进行。
- **注意事项：**注意保暖，避免出汗过多、受寒。

3. 不入口的药

- **方法：**睡前泡脚。
- **做法：**鸡血藤煮水，睡前泡脚 15 分钟。
- **注意事项：**注意水面应没过脚踝，水温控制在 50℃以下，以微汗为宜。女性经期慎用，孕妇禁用。

4. 不破皮的针

- **方法：**刮痧。
- **操作：**涂抹适量刮痧油后，用牛角板沿背部膀胱经从上向下轻刮，可分段刮痧，出痧即止。
- **注意事项：**不可大面积暴力刮痧，循经小范围刮即可。刮痧后需避风寒，当天勿洗澡。建议在专业医师指导下进行。

（四）痰湿质（★★☆）

1. 饮食起居

- **膳食推荐：**陈皮茯苓茶。
- **做法：**取适量陈皮、茯苓，沸水冲泡。巳时（09：00 ～ 11：00）温服最佳。
- **注意事项：**建议饭后服用，因为陈皮辛燥，空腹服用可能会刺激胃。

2. 运动锻炼

- **锻炼方式：**参考八段锦调理脾胃须单举式。
- **做法：**同第一周腹胀（脾虚湿困）“三、体质调养建议 - 痰湿质 - 运动锻炼”，辰时（07：00 ～ 09：00）练习效果最佳。
- **注意事项：**注意呼吸与动作配合，全套动作以缓慢、微汗为宜。练功衣着应适宜，注意避风，练功后不要立即接触冷水。

3. 不入口的药

- **方法：**佩戴中药香囊。
- **做法：**取适量苍术、藿香、白芷，打粉后装入囊袋。将香囊挂于膻中穴处，每日佩戴。每 2 周更换一次粉末，时时揉搓。
- **注意事项：**粉尘过敏者禁用。

4. 不破皮的针

- **方法：** 耳穴压豆。
- **操作：** 取单侧耳穴脾穴，王不留行籽贴压，以穴位点有发热、胀痛感为度。
- **注意事项：** 每日按压 3 ～ 5 次，每次 2 分钟，隔两日可换对侧耳穴贴压。建议在专业医师指导下操作。

（五）平和质、阳虚质、特禀质、气虚质、湿热质（★☆☆）

1. 饮食起居

- 适量饮食，防止节假日因暴饮暴食而伤脾。
- 忌熬夜，忌饮食生冷、啤酒等。

2. 运动锻炼

适当运动，注意防风防寒，避免大量出汗。

3. 情志调养

避免忧思，多参与轻松活动。

第三周

失眠

（心肾不交）

一、历法解析

历法	周一	周二	周三	周四	周五	周六	周日
公历	2026 年 2 月 16 日	2026 年 2 月 17 日	2026 年 2 月 18 日	2026 年 2 月 19 日	2026 年 2 月 20 日	2026 年 2 月 21 日	2026 年 2 月 22 日
农历	蛇年 腊月廿九	马年 正月初一	马年 正月初二	马年 正月初三	马年 正月初四	马年 正月初五	马年 正月初六
干支历	乙巳年 庚寅月 辛酉日	丙午年 庚寅月 壬戌日	丙午年 庚寅月 癸亥日	丙午年 庚寅月 甲子日	丙午年 庚寅月 乙丑日	丙午年 庚寅月 丙寅日	丙午年 庚寅月 丁卯日
节气历	立春三候鱼陟负冰		雨水一候獭祭鱼				

本周节气：阳升解冻而生雨水，阳气自地下升之，水先温暖，故鱼类活动频繁，獭捕鱼而陈之，古人谓之祭天。

调养重点：根据五运六气理论，本周君火、寒水互扰，心肾不交，风木又致肝亢，加之节日操劳忙碌等，心血暗耗，容易出现神经系统的症状，尤其需要注意失眠等。

二、体质分析

重点需要注意调养的体质（★★★）	阴虚质
次要需要注意调养的体质（★★☆）	气郁质、湿热质、血瘀质
一般需要注意调养的体质（★☆☆）	平和质、阳虚质、特禀质、气虚质、痰湿质

- 阴虚质：阴虚火旺扰动心神，心神难藏而使本周容易出现失眠、烦躁。
- 气郁质：气郁化火伤阴，尤其在暴怒后容易出现失眠、头痛。
- 湿热质：湿热上扰心神，又伤肺之肃降，尤其在饮食温燥肉类后容易出现失眠、短气。
- 血瘀质：血瘀致心神失养，尤其在大汗伤血后容易出现失眠、易醒。
- 平和质、阳虚质、特禀质、气虚质、痰湿质：本周较为平稳。

三、体质调养建议

（一）阴虚质（★★★）

1. 饮食起居

- 膳食推荐：百合黄精茶。
- 做法：取适量百合、黄精、女贞子，沸水冲泡。戌时（19：00～21：00）温服最佳。本周服用 3 次。
- 注意事项：建议使用陶瓷或玻璃茶具闷泡，外感发热期间禁止服用。

2. 运动锻炼

- 锻炼方式：参考八段锦摇头摆尾去心火式。
- 做法：马步下蹲，双手扶膝，腰部带动头颈与躯干画弧左右摆动，重心移动。左右交替重复，各 7 次，持续约 10 分钟，辰时（07：00～09：00）练习效果最佳。
- 注意事项：注意呼吸与动作配合，全套动作以缓慢、微汗为宜。练功衣着应适宜，注意避风，练功后不要立即接触冷水。

3. 不破皮的针

- 方法：穴位按揉。
- 操作：酉时（17：00～19：00）按揉太溪穴，用拇指指腹贴穴，顺时针按揉 36 圈。
- 注意事项：按揉穴位时避风，按揉至皮下微热、微微发胀为宜。

4. 备药建议

- 中成药：知柏地黄丸。
- 功效：滋阴降火。
- 适应证：阴虚火旺，潮热盗汗，口干咽痛，耳鸣遗精，小便短赤。建议在医师指导下使用。

（二）气郁质（★★☆）

1. 饮食起居

- 膳食推荐：橘朴茶。

- **做法：**取适量橘络、厚朴、红茶，沸水冲泡。戌时（19：00 ～ 21：00）温服最佳。本周服用 3 次。
- **注意事项：**建议饭后服用，因为此茶饮辛燥，空腹服用可能会刺激胃黏膜。

2. 运动锻炼

- **锻炼方式：**参考八段锦左右开弓似射雕式。
- **做法：**马步下蹲，一手拉弓状后拉，一手推掌向左，头左转目视指尖，呼吸均匀。左右交替重复，各 7 次，持续约 10 分钟，辰时（07：00 ～ 09：00）练习效果最佳。
- **注意事项：**注意呼吸与动作配合，全套动作以缓慢、微汗为宜。练功衣着应适宜，注意避风，练功后不要立即接触冷水。

3. 不入口的药

- **方法：**佩戴中药手串。
- **做法：**可佩戴檀香木手串，安神理气。
- **注意事项：**需要鉴别檀香真伪；夜间可放置枕边，防止因摩擦皮肤而影响睡眠。

4. 不破皮的针

- **方法：**穴位按揉。
- **操作：**辰时（07：00 ～ 09：00）按揉太冲穴，用拇指指腹贴穴，顺时针按揉 36 圈。
- **注意事项：**按揉穴位时避风，按揉至皮下微热、微微发胀为宜。

（三）湿热质（★★☆）

1. 饮食起居

避免食用：芒果、榴莲、菠萝蜜、荔枝、龙眼、奶茶等湿热性质的食品，狗肉、羊肉、牛肉、肉桂等辛温类食品。

2. 运动锻炼

- **锻炼方式：**打羽毛球。
- **做法：**选择晴朗天气，在室内打羽毛球，推荐在申时（15：00 ～ 17：00）进行，持续 1 个小时。强度不可太高，微微出汗即可。
- **注意事项：**注意在出汗后适当补充淡盐水，并换掉湿衣服，避免受寒。

3. 不破皮的针

- **方法：**穴位按揉。
- **操作：**卯时（05：00 ～ 07：00）按揉曲池穴，用拇指指腹贴穴，顺时针按揉 36 圈。

- **注意事项：** 按揉穴位时避风，按揉至皮下微热、微微发胀为宜。

（四）血瘀质（★★☆）

1. 饮食起居

- **膳食推荐：** 三七泡水。
- **做法：** 取三七 3g，打粉，沸水冲泡。未时（13：00 ～ 15：00）温服最佳。本周服用 3 次。
- **注意事项：** 三七性质辛窜，禁止空腹食用。女性经期慎用，孕妇禁用。若出现心悸、恶心等症状，请立刻停止服用。

2. 运动锻炼

- **锻炼方式：** 瑜伽。
- **做法：** 注意保持动作标准，每次 30 ～ 45 分钟，在申时（15：00 ～ 17：00）进行最佳。
- **注意事项：** 注意在室内进行，避免吹风受寒。运动前热身，拉筋伸展。

3. 不入口的药

- **方法：** 睡前泡脚。
- **做法：** 取益母草适量煮水，睡前泡脚 15 分钟。
- **注意事项：** 注意水面应没过脚踝，水温控制在 50℃以下，以微汗为宜。女性经期慎用，孕妇禁用。

4. 不破皮的针

- **方法：** 穴位按揉。
- **操作：** 巳时（09：00 ～ 11：00）按揉血海穴，用拇指指腹贴穴，顺时针按揉 36 圈。
- **注意事项：** 按揉穴位时避风，按揉至皮下微热、微微发胀为宜。

（五）平和质、阳虚质、特禀质、气虚质、痰湿质（★☆☆）

1. 饮食起居

- 少吃水果、冷饮等生冷之品，以防寒凉伤阳。
- 避免熬夜，防止耗伤阴血。

2. 运动锻炼

适当运动，注意防风防寒，避免大量出汗。

3. 情志调养

避免忧思，多参与轻松活动。

第四周

头痛

（肝阳上亢）

一、历法解析

历法	周一	周二	周三	周四	周五	周六	周日
公历	2026 年 2 月 23 日	2026 年 2 月 24 日	2026 年 2 月 25 日	2026 年 2 月 26 日	2026 年 2 月 27 日	2026 年 2 月 28 日	2026 年 3 月 1 日
农历	马年 正月初七	马年 正月初八	马年 正月初九	马年 正月初十	马年 正月十一	马年 正月十二	马年 正月十三
干支历	丙午年 庚寅月 戊辰日	丙午年 庚寅月 己巳日	丙午年 庚寅月 庚午日	丙午年 庚寅月 辛未日	丙午年 庚寅月 壬申日	丙午年 庚寅月 癸酉日	丙午年 庚寅月 甲戌日
节气历	雨水二候鸿雁来					雨水三候草木萌动	

本周节气： 气温回暖，大雁南飞，雨水增加，天地之气交而为泰，草木开始萌动生长。

调养重点： 根据五运六气理论，本周阳气逐渐升发，风火向上，寒性收引，加之假期结束返工、压力增大等，阳气易郁，容易出现循环系统的症状，尤其需要注意血压升高、头痛等病症。

二、体质分析

体质	
重点需要注意调养的体质（★★★）	阴虚质
次要需要注意调养的体质（★★☆）	痰湿质、气郁质、湿热质
一般需要注意调养的体质（★☆☆）	平和质、阳虚质、特禀质、气虚质、血瘀质

- 阴虚质：阴虚阳亢致肝阳上亢，本周容易出现血压升高、头痛。
- 痰湿质：痰湿阻滞气机加重阳亢，尤其在饮冷后容易出现血压、血脂升高。
- 气郁质：气郁化火伤阴，尤其在压力大时容易出现血压升高、咽部不适。
- 湿热质：湿热蕴结影响气血运行，尤其在饮食辛温的食物后容易出现血压升高、口苦等症状。
- 平和质、阳虚质、特禀质、气虚质、血瘀质：本周较为平稳。

三、体质调养建议

（一）阴虚质（★★★）

1. 饮食起居

- 膳食推荐：桑叶菊花枸杞子茶。
- 做法：取适量桑叶、菊花、枸杞子，沸水冲泡。酉时（17：00～19：00）温服最佳。本周服用 3 次。
- 注意事项：此代茶饮性质凉润，若出现食欲不振、腹泻、畏寒等症状，应立即停止服用。

2. 运动锻炼

- 锻炼方式：参考八段锦摇头摆尾去心火式。
- 做法：同第三周失眠（心肾不交）的“三、体质调养建议 - 阴虚质 - 运动锻炼”，辰时（07：00～09：00）练习效果最佳。
- 注意事项：注意呼吸与动作配合，全套动作以缓慢、微汗为宜。练功衣着应适宜，注意避风，练功后不要立即接触冷水。

3. 不破皮的针

- 方法：穴位按揉。
- 操作：巳时（09：00～11：00）按揉三阴交穴，用拇指指腹贴穴，顺时针按揉 36 圈。
- 注意事项：按揉穴位时避风，按揉至皮下微热、微微发胀为宜。

4. 备药建议

- 中成药：知柏地黄丸。
- 功效：滋阴降火。
- 适应证：阴虚火旺，潮热盗汗，口干咽痛，耳鸣遗精，小便短赤。建议在医师指导下使用。

（二）痰湿质（★★☆）

1. 饮食起居

- 膳食推荐：陈皮黑茶。
- 做法：取适量陈皮、黑茶，沸水冲泡。辰时（07：00 ～ 09：00）温服最佳。本周服用 3 次。
- 注意事项：禁止空腹饮用，不喝浓茶。

2. 运动锻炼

- 锻炼方式：参考八段锦调理脾胃须单举式。
- 做法：同第一周腹胀（脾虚湿困）的“三、体质调养建议 - 痰湿质 - 运动锻炼”的有关内容，辰时（07：00 ～ 09：00）练习效果最佳。
- 注意事项：注意呼吸与动作配合，全套动作以缓慢、微汗为宜。练功衣着应适宜，注意避风，练功后不要立即接触冷水。

3. 不入口的药

- 方法：佩戴中药香囊。
- 做法：取木香、紫苏梗、藿香适量，打粉后装入囊袋。将香囊挂于膻中穴处，每日佩戴。每 2 周更换一次粉末，时时揉搓。
- 注意事项：粉尘过敏者禁用。

4. 不破皮的针

- 方法：穴位按揉。
- 操作：辰时（07：00 ～ 09：00）按揉丰隆穴，用拇指指腹贴穴，顺时针按揉 36 圈。
- 注意事项：按揉穴位时避风，按揉至皮下微热、微微发胀为宜。

（三）气郁质（★★☆）

1. 饮食起居

- 膳食推荐：佛手薄荷茶。
- 做法：取适量佛手、薄荷，沸水冲泡。辰时（07：00 ～ 09：00）温服最佳。本周服用 3 次。
- 注意事项：本饮品性质辛散，建议饭后服用。

2. 运动锻炼

- 锻炼方式：散步。
- 做法：巳时（09：00 ～ 11：00）散步 15 分钟左右。散步时眺望远方。
- 注意事项：避风寒，微汗为宜，晴天出行。

3. 不入口的药

- 方法：佩戴中药香囊。

• **做法：**取适量木香、玫瑰花、薄荷，将药材打粉后装入囊袋。将香囊挂于膻中穴处，每日佩戴。每2周更换一次粉末，时时揉搓。

• **注意事项：**粉尘过敏者禁用。

4. 不破皮的针

• **方法：**穴位按揉。

• **操作：**辰时（07：00～09：00）按揉丰隆穴，用拇指指腹贴穴，顺时针按揉36圈。

• **注意事项：**按揉穴位时避风，按揉至皮下微热、微微发胀为宜。

（四）湿热质（★★☆）

1. 饮食起居

• **膳食推荐：**玉米须茶。

• **做法：**取玉米须适量，沸水冲泡。午时（11：00～13：00）温服最佳，本周服用3次。

• **注意事项：**本饮品性质偏凉，禁止空腹饮用。

2. 运动锻炼

• **锻炼方式：**打乒乓球。

• **做法：**每次30～45分钟，在酉时（17：00～19：00）进行最佳。

• **注意事项：**注意在室内进行，避免吹风受寒。运动前热身，拉筋伸展。

3. 不破皮的针

• **方法：**穴位按揉。

• **操作：**巳时（09：00～11：00）按揉大横穴，用拇指指腹贴穴，顺时针按揉36圈。

• **注意事项：**按揉穴位时避风，按揉至皮下微热、微微发胀为宜。

（五）平和质、阳虚质、特禀质、气虚质、血瘀质（★☆☆）

1. 饮食起居

• 少吃水果、冷饮等生冷之品。

• 避免熬夜，防止伤阴动阳。

• 春捂，重点顾护腰腹、膝关节及大椎等部位。少吹去江、河、湖、海等水边吹风。

2. 运动锻炼

适当运动，注意防风防寒及大量出汗。

3. 情志调养

避免忧思，多参与轻松活动。

第五周

情绪低落

（肝郁气滞）

一、历法解析

历法	周一	周二	周三	周四	周五	周六	周日
公历	2026 年 3 月 2 日	2026 年 3 月 3 日	2026 年 3 月 4 日	2026 年 3 月 5 日	2026 年 3 月 6 日	2026 年 3 月 7 日	2026 年 3 月 8 日
农历	马年 正月十四	马年 正月十五	马年 正月十六	马年 正月十七	马年 正月十八	马年 正月十九	马年 正月二十
干支历	丙午年 庚寅月 乙亥日	丙午年 庚寅月 丙子日	丙午年 庚寅月 丁丑日	丙午年 辛卯月 戊寅日	丙午年 辛卯月 己卯日	丙午年 辛卯月 庚辰日	丙午年 辛卯月 辛巳日
节气历	雨水三候草木萌动			惊蛰一候桃始华			

本周节气：此时地气升腾，新芽破土，春雷惊蛰，草木舒展生机，天地润泽而万物始荣。

调养重点：根据五运六气理论，本周寒水当令，阳气闭郁；阴强于阳，升降失谐，肝气疏泄不及而郁火内生，扰动心神，容易出现精神心理的症状，尤其需要注意情绪低落。

二、体质分析

重点需要注意调养的体质（★★★）	气郁质
次要需要注意调养的体质（★★☆）	气虚质、阳虚质、痰湿质
一般需要注意调养的体质（★☆☆）	平和质、阴虚质、特禀质、湿热质、血瘀质

• **气郁质：**气机壅滞，郁火内灼，本周容易出现胸闷、心慌、烦躁、情绪低落。

• **气虚质：**气虚不运，阳气不升，尤其在劳累时容易出现纳差、乏力、情绪低落。

• **阳虚质：**阴盛阳衰，寒凝气机，尤其在受凉时容易出现畏寒，情绪低落。

• **痰湿质：**痰湿阻滞，气机不畅，尤其在进食黏腻的食物时易出现便秘、情绪低落。

• **平和质、阴虚质、特禀质、湿热质、血瘀质：**本周较为平稳。

三、体质调养建议

（一）气郁质（★★★）

1. 饮食起居

• **膳食推荐：**玫瑰花佛手茶。

• **做法：**取玫瑰花、佛手各适量。先放佛手煮 15 分钟，后放玫瑰花煮 5 分钟即可。用法：巳时（09：00 ～ 11：00）温服最佳。本周服用 3 次。

• **注意事项：**不得空腹饮用。女性经期慎用，孕妇、胃炎患者、花粉过敏者禁用。

2. 运动锻炼

• **锻炼方式：**参考八段锦两手托天理三焦式。

• **做法：**同第二周震颤（阴虚风动）的“三、体质调养建议 - 气郁质 - 运动锻炼”的有关内容，辰时（07：00 ～ 09：00）练习效果最佳。

• **注意事项：**注意呼吸与动作配合，全套动作以缓慢、微汗为宜。练功衣着应适宜，注意避风，练功后不要立即接触冷水。

3. 情志调养

• **调养方式：**外出社交。

• **做法：**多去公园等环境开阔、人员较多的地方散步、社交，可与伙伴同行倾诉烦恼。

• **注意事项：**切忌夜间独自散步，远离水边。

4. 不入口的药

• **方法：**熏崖柏线香。

• **用法：**焚香静坐，静心嗅气，持续 20 ～ 30 分钟，于巳时（09：00 ～ 11：00）最佳，本周熏香 3 次。

• **注意事项：**有鼻炎、咽炎病史及不喜烟熏者禁用。

5. 不破皮的针

• **方法：**穴位按揉。

- **操作：** 亥时（21：00～23：00）按揉神门穴，用拇指指腹贴穴，顺时针按揉 36 圈。
- **注意事项：** 按揉穴位时避风，按揉至皮下微热、微微发胀为宜。

6. 备药建议

- **中成药：** 逍遥丸。
- **功效：** 疏肝健脾，养血调经。
- **适应证：** 肝气不舒所致的郁闷不舒、胸胁胀痛、头晕目眩、食欲减退和月经不调。建议在医师指导下使用。

（二）气虚质（★★☆）

1. 饮食起居

- **膳食推荐：** 甘麦大枣汤。
- **做法：** 取适量甘草、小麦、大枣。将小麦洗净，大枣掰开（不去皮），与甘草一同放入锅中，煮水 15 分钟，放温后饮用。早晨作粥服用。本周服用 3 次。
- **注意事项：** 感冒期间不宜服用。

2. 运动锻炼

- **锻炼方式：** 参考八段锦调理脾胃须单举式。
- **做法：** 同第一周腹胀（脾虚湿困）的“三、体质调养建议 - 痰湿质 - 运动锻炼”的有关内容，辰时（07：00～09：00）练习效果最佳。
- **注意事项：** 避风，在室内开阔的地方进行。

3. 不破皮的针

- **方法：** 穴位按揉。
- **操作：** 辰时（07：00～09：00）按揉足三里穴，拇指按揉 2～3 分钟，力度由轻到重，以酸胀为度。
- **注意事项：** 微微发热、发胀即可，不可过度追求疼痛感。

（三）阳虚质（★★☆）

1. 饮食起居

- **膳食推荐：** 红糖生姜茶。
- **做法：** 取适量红糖、生姜、炒大米。大米炒至微微发黄，加入生姜继续翻炒，最终与红糖一起用沸水泡开，放温后饮用。辰时（07：00～09：00）温服最佳。本周服用 3 次。
- **注意事项：** 感冒发热时禁用。

2. 不入口的药

- **方法：** 淡盐水泡脚。

- **做法：**热水中放入少量食盐，睡前泡脚 15 分钟。
- **注意事项：**注意水面没过脚踝，水温控制在 50℃以下，以微汗为宜。

3. 不破皮的针

- **方法：**循经敲击。
- **操作：**用艾草锤敲打督脉，按照循经走向（从下到上）敲打 10 遍，在午时（11：00 ～ 13：00）阳气最盛的时候进行。
- **注意事项：**用力适度，以有酸胀感为宜。

（四）痰湿质（★★☆）

1. 饮食起居

- **膳食推荐：**黄芪茯苓山楂茶。
- **做法：**将适量的黄芪、茯苓、山楂和陈皮清洗干净，加水煮开。未时（13：00 ～ 15：00）温服最佳。本周服用 3 次。
- **注意事项：**禁止空腹饮用。

2. 运动锻炼

- **锻炼方式：**参考五禽戏的熊戏中的熊晃。
- **做法：**提髋迈步，重心前后移动，双臂前后摆动，模仿熊行步态。左右交替重复，各 7 次，持续约 10 分钟，辰时（07：00 ～ 09：00）练习效果最佳。
- **注意事项：**注意呼吸与动作配合，全套动作以缓慢、微汗为宜。练功衣着应适宜，注意避风，练功后不要立即接触冷水。

3. 不破皮的针

- **方法：**穴位按揉。
- **操作：**辰时（07：00 ～ 09：00）按揉合谷穴，拇指按揉 2 ～ 3 分钟，力度由轻到重，以酸胀为度。
- **注意事项：**微微发热发胀即可，不可过度追求疼痛感。

（五）平和质、阴虚质、特禀质、湿热质、血瘀质（★☆☆）

1. 饮食起居

禁熬夜，建议在亥时（21：00 ～ 23：00）入睡。睡前避免高强度地看手机、看刺激性的影视，防止影响睡眠，可以闭目聆听舒缓音乐。

2. 运动锻炼

锻炼方式可选择瑜伽、普拉提等，选取其中舒展、幅度较大的动作进行锻炼。注意运动前充分热身，避免拉伤。

3. 情志调养

避免独处，多倾诉，不可压抑情绪，及时适当释放不良情绪。

第六周

眩晕

（阴虚阳亢）

一、历法解析

历法	周一	周二	周三	周四	周五	周六	周日
公历	2026 年 3 月 9 日	2026 年 3 月 10 日	2026 年 3 月 11 日	2026 年 3 月 12 日	2026 年 3 月 13 日	2026 年 3 月 14 日	2026 年 3 月 15 日
农历	马年 正月廿一	马年 正月廿二	马年 正月廿三	马年 正月廿四	马年 正月廿五	马年 正月廿六	马年 正月廿七
干支历	丙午年 辛卯月 壬午日	丙午年 辛卯月 癸未日	丙午年 辛卯月 甲申日	丙午年 辛卯月 乙酉日	丙午年 辛卯月 丙戌日	丙午年 辛卯月 丁亥日	丙午年 辛卯月 戊子日
节气历	惊蛰一候 桃始华	惊蛰二候鸧鹒鸣					惊蛰三候 鹰化为鸠

本周节气： 此节气春雷始鸣，气温回升，蛰伏的万物在暖意中苏醒，大地生机萌动，春耕渐启。

调养重点： 根据五运六气理论，本周木气太过，引动肝阳；寒气太过，郁遏阳气，风邪与寒湿相搏，郁而化火上扰清窍，容易出现神经系统的症状，尤其需要注意眩晕等症状。

二、体质分析

重点需要注意调养的体质（★★★）	阴虚质
次要需要注意调养的体质（★★☆）	气郁质、痰湿质、湿热质
一般需要注意调养的体质（★☆☆）	平和质、阳虚质、特禀质、气虚质、血瘀质

- **阴虚质：**阴虚火旺，肝阳上亢，本周容易出现眩晕、失眠、目胀。
- **气郁质：**气机不畅，化火上冲，尤其在情志不畅时容易出现失眠、口苦、目胀。
- **痰湿质：**湿邪蒙蔽，清阳不升，尤其在进食黏腻的食物时容易出现头昏、胸闷。
- **湿热质：**湿热阻滞，肝胆郁热，尤其在情志不畅时容易出现口苦、烦躁。
- **平和质、阳虚质、特禀质、气虚质、血瘀质：**本周较为平稳。

三、体质调养建议

（一）阴虚质（★★★）

1. 饮食起居

- **膳食推荐：**银耳百合莲子羹。
- **做法：**取适量银耳、百合、莲子。泡发银耳后与百合、莲子一起炖煮 30 分钟。早餐代餐食用，本周服用 3 次。
- **注意事项：**外感期间不建议服用。

2. 运动锻炼

- **锻炼方式：**参考八段锦攒拳怒目增气力式。
- **做法：**马步下蹲，握拳于腰侧，左右交替冲拳，怒目圆睁，拳缓出，臂后拉。左右交替重复，各 7 次，持续约 10 分钟，辰时（07：00 ～ 09：00）练习效果最佳。
- **注意事项：**注意呼吸与动作配合，全套动作以缓慢、微汗为宜。练功衣着应适宜，注意避风，练功后不要立即接触冷水。

3. 情志调养

- **调养方式：**五音疗法。
- **做法：**亥时（21：00 ～ 23：00）连续播放 3 遍羽调《汉宫秋月》。
- **注意事项：**呼吸配合音乐节奏进行，如出现身体不适，应立即停止。

4. 不入口的药

- **方法：**睡前用中药泡脚。
- **做法：**取适量的桑叶、夏枯草、茺蔚子、桑枝煮水，睡前泡脚 15 分钟。
- **注意事项：**注意水面没过脚踝，水温控制在 50℃以下，以微汗为宜。

5. 不破皮的针

- **方法：**穴位按揉。
- **操作：**亥时（21：00 ～ 23：00）按揉太冲穴，用拇指指腹贴穴，顺时针按揉 36 圈。

- **注意事项：**按揉穴位时避风，按揉至皮下微热、微微发胀为宜。

6. 备药建议

- **中成药：**天麻钩藤颗粒。
- **功效：**清热安神，平肝息风。
- **适应证：**肝阳上亢引起的头痛、眩晕、耳鸣、眼花、震颤、失眠，高血压伴有上述证候的患者。建议在医师指导下使用。

（二）气郁质（★★☆）

1. 饮食起居

- **膳食推荐：**疏肝和中茶。
- **做法：**取适量茉莉花、玫瑰花、桑叶，沸水冲泡。全天代茶饮用，本周饮用3次。
- **注意事项：**女性经期慎用，孕妇、胃炎患者、花粉过敏者禁用。

2. 运动锻炼

- **锻炼方式：**瑜伽。
- **做法：**拉筋伸展，保持动作标准，每次30～45分钟，在申时（15：00～17：00）进行最佳。
- **注意事项：**注意在室内进行，衣着宽松，避免吹风受寒。运动前热身，拉筋伸展。

3. 不入口的药

- **方法：**佩戴中药手串。
- **做法：**可佩戴檀香木手串，安神理气。
- **注意事项：**需要鉴别檀香真伪；夜间可放置枕边，避免摩擦皮肤，影响睡眠。

4. 不破皮的针

- **方法：**穴位按揉。
- **操作：**亥时（21：00～23：00）按揉膻中穴，用拇指指腹贴穴，顺时针按揉36圈。
- **注意事项：**按揉穴位时避风，按揉至皮下微热、微微发胀为宜。

（三）痰湿质（★★☆）

1. 饮食起居

- **膳食推荐：**茯苓饼。
- **做法：**取茯苓粉、炒薏苡仁粉、山药粉、莲子粉适量。加水调糊，文火煎至微黄，刷蜂蜜即成。宜辰时（07：00～09：00）代餐食用，本周食用4次。

- **注意事项**：孕妇及习惯性便秘者慎用。

2. 运动锻炼

- **锻炼方式**：参考八段锦调理脾胃须单举式。
- **做法**：同第一周腹胀（脾虚湿困）“三、体质调养建议 - 痰湿质 - 运动锻炼”，辰时（07：00 ～ 09：00）练习最佳。
- **注意事项**：注意呼吸与动作配合，全套动作以缓慢、微汗为宜。练功衣着应适宜，注意避风，练功后不要立即接触冷水。

3. 不入口的药

- **方法**：佩戴中药香囊。
- **做法**：取适量苏合香、冰片、玉兰花、石菖蒲、薄荷，打粉后装入囊袋。将香囊挂于膻中穴处，每日佩戴。每 2 周更换一次粉末，时时揉搓。
- **注意事项**：粉尘过敏者禁用。

4. 不破皮的针

- **方法**：拔罐。
- **操作**：选取腰部膈俞以下、尾骨以上的穴位，用抽气罐吸附穴位，留罐 5 ～ 8 分钟（皮肤潮红为度），申时（15：00 ～ 17：00）操作最佳。
- **注意事项**：拔罐后应避风寒，当天勿洗澡。建议在专业医师的指导下进行操作。

（四）湿热质（★★☆）

1. 饮食起居

- **膳食推荐**：冬瓜汤。
- **做法**：取冬瓜带皮适量，加水熬煮 30 分钟以上。午餐作为汤品食用，本周饮用 3 次。
- **注意事项**：不可搭配大料、肥肉炖煮。

2. 运动锻炼

- **锻炼方式**：慢跑。
- **做法**：晴天阳光下，保持中低强度的慢跑，持续 30 分钟，微微发汗最佳，推荐在申时（15：00 ～ 17：00）进行。
- **注意事项**：保持呼吸频率及步伐平稳，避风避寒，微汗为度，汗出后及时更换干爽衣物。

3. 不破皮的针

- **方法**：拍打肘窝。
- **操作**：将双手掌心搓热，手呈空掌，拍击双侧肘窝各 50 下，微微发红即可。

- **注意事项：**拍打至微微发热、发胀即可，不用追求出痧。

（五）平和质、阳虚质、特禀质、气虚质、血瘀质（★☆☆）

1. 饮食起居

忌食辛燥生风类的食物，如胡椒、花椒、羊肉、鸡肉、咖啡、浓茶等。

2. 运动锻炼

运动场所应场地开阔、空气流通，运动前注意热身 15 ～ 30 分钟，注意防风，防止突发眩晕。

3. 情志调养

避免大怒，多倾诉，不可压抑情绪，及时适当地释放不良情绪。

第七周

多梦

（阴虚火旺）

一、历法解析

历法	周一	周二	周三	周四	周五	周六	周日
公历	2026 年 3 月 16 日	2026 年 3 月 17 日	2026 年 3 月 18 日	2026 年 3 月 19 日	2026 年 3 月 20 日	2026 年 3 月 21 日	2026 年 3 月 22 日
农历	马年 正月廿八	马年 正月廿九	马年 正月三十	马年 二月初一	马年 二月初二	马年 二月初三	马年 二月初四
干支历	丙午年 辛卯月 己丑日	丙午年 辛卯月 庚寅日	丙午年 辛卯月 辛卯日	丙午年 辛卯月 壬辰日	丙午年 辛卯月 癸巳日	丙午年 辛卯月 甲午日	丙午年 辛卯月 乙未日
节气历	惊蛰三候鹰化为鸠				春分一候玄鸟至		

本周节气： 此时猛禽隐退、鸠鸟鸣唱，燕子北归，阳气升腾、万物生机勃发。

调养重点： 根据五运六气理论，本周寒水凝滞则肝气不舒、相火内郁，君火亢盛则心肾不交、虚阳浮越，风火相煽扰动心神容易出现神经系统的症状，尤其需要注意多梦。

二、体质分析

重点需要注意调养的体质（★★★）	阴虚质
次要需要注意调养的体质（★★☆）	气郁质、痰湿质、湿热质
一般需要注意调养的体质（★☆☆）	平和质、阳虚质、特禀质、气虚质、血瘀质

- 阴虚质：阴虚火旺，心肾不交，本周容易出现多梦、盗汗、咽干。
- 气郁质：肝气不舒，相火内郁，尤其在情志不畅时容易出现多梦、胀痛、抑郁。
- 痰湿质：脾失健运，痰湿阻络，尤其在进食肥腻食物时容易出现头重如裹、肢体困重。
- 湿热质：湿热蕴结，肝胆郁热，尤其在作息紊乱时容易出现口苦黏腻、痤疮湿疹。
- 平和质、阳虚质、特禀质、气虚质、血瘀质：本周较为平稳。

三、体质调养建议

（一）阴虚质（★★★）

1. 饮食起居

- 膳食推荐：银耳百合莲子羹。
- 做法：取适量银耳、百合、莲子，银耳泡发后与百合、莲子一起炖煮 30 分钟。早餐代餐食用，本周服用 3 次。
- 注意事项：外感期间不建议服用。

2. 运动锻炼

- 锻炼方式：参考八段锦摇头摆尾去心火式。
- 做法：同第三周失眠（心肾不交）的“三、体质调养建议 - 阴虚质 - 运动锻炼”，辰时（07：00 ～ 09：00）练习效果最佳。
- 注意事项：注意呼吸与动作配合，全套动作以缓慢、微汗为宜。练功衣着应适宜，注意避风，练功后不要立即接触冷水。

3. 情志调养

- 调养方式：五音疗法。
- 做法：亥时（21：00 ～ 23：00）聆听羽调《汉宫秋月》3 遍。
- 注意事项：呼吸配合音乐节奏进行，如果感觉不适，应立即停止。

4. 不破皮的针

- 方法：穴位按揉。
- 操作：酉时（17：00 ～ 19：00）按揉太溪穴，用拇指指腹贴穴，顺时针按揉 36 圈。
- 注意事项：按揉穴位时避风，按揉至皮下微热、微微发胀为宜。

5. 备药建议

- 中成药：天王补心丸。
- 功效：滋阴养血，补心安神。

• 适应证：心阴不足，心悸健忘，失眠多梦，大便干燥等。建议在医师指导下使用。

（二）气郁质（★★☆）

1. 饮食起居

• 膳食推荐：葛根佛手茶。

• 做法：取适量葛根、佛手，沸水冲泡。全天代茶饮用，本周饮用 3 次。

• 注意事项：禁止空腹饮用。

2. 运动锻炼

• 锻炼方式：参考八段锦攒拳怒目增气力式。

• 做法：同第六周眩晕（阴虚阳亢）的“三、体质调养建议 - 阴虚质 - 运动锻炼”，辰时（07：00 ～ 09：00）练习效果最佳。

• 注意事项：注意呼吸与动作配合，全套动作以缓慢、微汗为宜。练功衣着应适宜，注意避风，练功后不要立即接触冷水。

3. 不破皮的针

• 方法：梳头。

• 操作：亥时（21：00 ～ 23：00）梳刮头部，从中间至两边，从左至右，持续 15 分钟。

• 注意事项：用木质宽齿梳轻微梳刮即可，避免损伤头皮。

（三）痰湿质（★★☆）

1. 饮食起居

• 膳食推荐：茯苓莲子薏苡仁粥。

• 做法：茯苓粉、薏苡仁、莲子适量，洗净加入适量水，煮沸后转小火熬粥。最后可用红糖调味。早晨作粥服用。本周服用 3 次。

• 注意事项：避免与寒凉食物（如冷饮、西瓜）同食，以免伤脾胃。孕妇禁用。

2. 运动锻炼

• 锻炼方式：参考八段锦调理脾胃须单举式。

• 做法：同第一周腹胀（脾虚湿困）的“三、体质调养建议 - 痰湿质 - 运动锻炼”的动作内容，辰时（07：00 ～ 09：00）练习最佳。

• 注意事项：注意呼吸与动作配合，全套动作以缓慢、微汗为宜。练功衣着应适宜，注意避风，练功后不要立即接触冷水。

3. 不破皮的针

• 方法：手臂刮痧。

- **操作**：刮痧手部、腕关节至大臂心经循行的部位，发红发热即可。
- **注意事项**：不可大面积暴力刮痧，循经小范围即可；刮痧后需避风寒，当天勿洗澡。建议在专业医师指导下进行。

（四）湿热质（★★☆）

1. 饮食起居

- **膳食推荐**：赤小豆冬瓜汤。
- **做法**：取适量的赤小豆、冬瓜（带皮），加水熬煮 30 分钟以上。午餐作为汤品食用，本周饮用 3 次。
- **注意事项**：不可搭配大料、肥肉炖煮。

2. 情志调养

- **调养方式**：五音疗法。
- **做法**：午时（11：00 ～ 13：00），午休前听角调音乐《紫竹调》3 遍。
- **注意事项**：呼吸配合音乐节奏进行，如果感觉不适，应立即停止。

3. 不破皮的针

- **方法**：拍打肘窝。
- **操作**：将双手掌心搓热，手呈空掌，拍击双侧肘窝各 50 下，微微发红即可。
- **注意事项**：拍打至微微发热发胀即可，不用追求出痧。

（五）平和质、阳虚质、特禀质、气虚质、血瘀质（★☆☆）

1. 饮食起居

禁止摄入咖啡、浓茶等咖啡因含量高的饮品。

2. 运动锻炼

尽量选择瑜伽、普拉提等舒展类运动进行安神调息，不可在夜间进行剧烈运动。

3. 情志调养

避免大怒，多找人倾诉，不可压抑情绪，及时适当释放不良情绪。

第八周

胃痛

（肝气犯胃）

一、历法解析

历法	周一	周二	周三	周四	周五	周六	周日
公历	2026年 3月23日	2026年 3月24日	2026年 3月25日	2026年 3月26日	2026年 3月27日	2026年 3月28日	2026年 3月29日
农历	马年 二月初五	马年 二月初六	马年 二月初七	马年 二月初八	马年 二月初九	马年 二月初十	马年 二月十一
干支历	丙午年 辛卯月 丙申日	丙午年 辛卯月 丁酉日	丙午年 辛卯月 戊戌日	丙午年 辛卯月 己亥日	丙午年 辛卯月 庚子日	丙午年 辛卯月 辛丑日	丙午年 辛卯月 壬寅日
节气历	春分一候玄鸟至		春分二候雷乃发生				

本周节气：本周阴阳相交合，燕子从南方开始迁徙向北方，阳气已经开始繁盛，而阴气尚未退尽，阴阳相搏产生了雷，春雷伴随着燕子的到来，阳气生发，春意盎然。

调养重点：根据五运六气理论，本周木气太过，土被木郁化热，又火能生土，容易出现消化系统的症状，尤其需要注意胃痛。

二、体质分析

重点需要注意调养的体质（★★★）	气郁质
次要需要注意调养的体质（★★☆）	气虚质、湿热质、痰湿质
一般需要注意调养的体质（★☆☆）	平和质、阴虚质、血瘀质、阳虚质、特禀质

- **气郁质：**肝气犯胃，气机郁滞，本周容易出现胃痛、腹泻。
- **气虚质：**运化无力，气机失调，尤其在进食黏腻食物后易胃痛、便秘。
- **湿热质：**湿热蕴结，伤及胃腑，尤其在进食黏腻食物后容易胃痛、便秘。
- **痰湿质：**痰湿内阻，困遏脾运，尤其在进食油腻甜黏食物后易腹胀、腹痛。
- **平和质、阴虚质、血瘀质、阳虚质、特禀质：**本周较为平稳。

三、体质调养建议

（一）气郁质（★★★）

1. 饮食起居

- **膳食推荐：**茉莉花石菖蒲茶。
- **做法：**取适量茉莉花、石菖蒲，洗净，用开水泡10～15分钟。巳时（09：00～11：00）温服最佳，本周饮用3次。
- **注意事项：**不得空腹饮用。胃炎患者、花粉过敏者禁用。

2. 运动锻炼

- **锻炼方式：**参考八段锦调理脾胃须单举式。
- **做法：**同第一周腹胀（脾虚湿困）的“三、体质调养建议-痰湿质-运动锻炼”的动作内容，辰时（07：00～09：00）进行最佳。
- **注意事项：**注意呼吸与动作配合，全套动作以缓慢、微汗为宜。练功衣着应适宜，注意避风，练功后不要立即接触冷水。

3. 不破皮的针

- **方法：**穴位按揉。
- **操作：**辰时（07：00～09：00）按揉内关穴，用拇指指腹贴穴，顺时针按揉36圈。
- **注意事项：**按揉穴位时避风，按揉至皮下微热、微微发胀为宜。

4. 备药建议

- **中成药：**健胃愈疡片。
- **功效：**疏肝健脾，解痉止痛，止血生肌。
- **适应证：**肝郁脾虚、肝胃不和所致的胃痛，症见胃脘胀痛、嗳气吐酸、烦躁不食、腹胀便溏；消化性溃疡见上述证候者。建议在医师指导下使用。

（二）气虚质（★★☆）

1. 饮食起居

- **膳食推荐：**姜枣红茶。

• **做法：**红茶、大枣、老生姜、蜂蜜各适量，大枣掰开，与红茶、老生姜一起加清水煎茶，待温时，调入蜂蜜饮用。晨起饮用，本周饮用 3 次。

• **注意事项：**感冒发热时禁用。

2. 运动锻炼

• **锻炼方式：**参考五禽戏熊戏的熊运式。

• **做法：**腰腹画圆摇晃，双拳沿肋腹循环画圆，动作缓慢沉稳，重心左右转换。左右交替重复，各 7 次，持续约 10 分钟，辰时（07：00 ～ 09：00）练习效果最佳。

• **注意事项：**注意呼吸与动作配合，全套动作以缓慢、微汗为宜。练功衣着应适宜，注意避风，练功后不要立即接触冷水。

3. 不破皮的针

• **方法：**穴位按揉。

• **操作：**午时（11：00 ～ 13：00）按揉足三里穴，用拇指指腹贴穴，顺时针按揉 36 圈。

• **注意事项：**按揉穴位时避风，按揉至皮下微热、微微发胀为宜。

（三）湿热质（★★☆）

1. 饮食起居

• **膳食推荐：**薄荷绿茶。

• **做法：**取干薄荷叶、绿茶、冰糖适量。将干薄荷叶和绿茶放入茶壶中。倒入开水，浸泡 5 分钟。滤出茶渣，加入冰糖调味。辰时（07：00 ～ 09：00）服用最佳，本周服用 3 次。

• **注意事项：**本饮品性质偏凉，禁止空腹饮用。

2. 运动锻炼

• **锻炼方式：**参考八段锦摇头摆尾去心火式。

• **做法：**同第三周失眠（心肾不交）的“三、体质调养建议 - 阴虚质 - 运动锻炼”的动作内容，辰时（07：00 ～ 09：00）练习最佳。

• **注意事项：**注意呼吸与动作配合，全套动作以缓慢、微汗为宜。练功衣着应适宜，注意避风，练功后不要立即接触冷水。

3. 不破皮的针

• **方法：**穴位按揉。

• **操作：**亥时（21：00 ～ 23：00）按揉三阴交穴，拇指指腹贴穴，顺时针按揉 3 分钟，左右交替，力度由轻到重，以局部酸胀为度。

• **注意事项：**按揉穴位时避风，按揉至皮下微热、微微发胀为宜。

（四）痰湿质（★★☆）

1. 饮食起居

• 膳食推荐：陈皮黑茶。

• 做法：取陈皮、黑茶各适量。沸水冲泡。辰时（07：00 ～ 09：00）温服最佳。本周服用 3 次。

• 注意事项：禁止空腹饮用，不喝浓茶。

2. 运动锻炼

• 锻炼方式：慢跑。

• 做法：中低强度跑步为主，微微发汗最佳，推荐在辰时（07：00 ～ 09：00）进行。

• 注意事项：保持呼吸频率及步伐平稳。避风避寒，微汗为度，汗出后及时更换干爽衣物。

3. 不破皮的针

• 方法：穴位按揉。

• 操作：辰时（07：00 ～ 09：00）按揉合谷穴，用拇指指腹贴穴，顺时针按揉 36 圈。

• 注意事项：每次按揉 3 ～ 5 分钟，以穴位处有酸胀感为宜，两手可交替进行。按揉穴位时应避风。

（五）平和质、阴虚质、血瘀质、阳虚质、特禀质（★☆☆）

1. 饮食起居

少吃牛奶、水果、冷饮等生冷寒凉之品，忌食辛辣、黏腻的食品。

2. 运动锻炼

加强户外运动，运动时当以微出汗为度。

第九周

目肿

（风热上扰）

一、历法解析

历法	周一	周二	周三	周四	周五	周六	周日
公历	2026 年 3 月 30 日	2026 年 3 月 31 日	2026 年 4 月 1 日	2026 年 4 月 2 日	2026 年 4 月 3 日	2026 年 4 月 4 日	2026 年 4 月 5 日
农历	马年 二月十二	马年 二月十三	马年 二月十四	马年 二月十五	马年 二月十六	马年 二月十七	马年 二月十八
干支历	丙午年 辛卯月 癸卯日	丙午年 辛卯月 甲辰日	丙午年 辛卯月 乙巳日	丙午年 辛卯月 丙午日	丙午年 辛卯月 丁未日	丙午年 辛卯月 戊申日	丙午年 壬辰月 己酉日
节气历	春分三候始电						清明一候 桐始华

本周节气：此时阳气升腾、阴气消退，电光闪现，寒气退散，桐花应时绽放。

调养重点：根据五运六气理论，本周木气太过，引动肝阳；火气渐生，引阳而上，木气助长火势，火性炎上攻伐头目，容易出现免疫系统的症状，尤其需要注意目肿。

二、体质分析

重点需要注意调养的体质（★★★）	特禀质
次要需要注意调养的体质（★★☆）	气郁质、阴虚质、湿热质
一般需要注意调养的体质（★☆☆）	平和质、阳虚质、痰湿质、气虚质、血瘀质

- **特禀质：**肝阳化风，引动伏邪，本周容易出现鼻炎、咳嗽、目肿。
- **气郁质：**气滞化火，循经上攻，尤其在情志不畅时容易出现口苦、目肿、目胀。
- **阴虚质：**阴不制阳，虚火灼目，尤其在频繁熬夜时容易出现口干、目涩。
- **湿热质：**肝胆郁火，蒸腾湿浊，尤其在进食油腻食物时容易出现口苦、头发出油多。
- **平和质、阳虚质、痰湿质、气虚质、血瘀质：**本周较为平稳。

三、体质调养建议

（一）特禀质（★★★）

1. 饮食起居

- **膳食推荐：**冬瓜薏苡仁汤。
- **做法：**取冬瓜、生薏苡仁、茯苓、菊花各适量，加水共同煮汤，酉时（17：00 ～ 19：00）温服最佳。本周服用 3 次。
- **注意事项：**以喝汤为主，可不食用茯苓、菊花。孕妇禁用。

2. 运动锻炼

- **锻炼方式：**闭目转睛。
- **做法：**闭目正坐，双手叠放在丹田部位，眼球顺时针缓慢转动 9 圈，逆时针转动 9 圈；后以指腹轻揉太阳穴 36 次。每日亥时（21：00 ～ 23：00）练习为佳，持续 10 分钟。
- **注意事项：**操作时若眼睛疼痛明显应立即停止，及时就医。

3. 不入口的药

- **方法：**青黛敷目法。
- **做法：**取青黛粉、鲜薄荷叶各适量捣汁，加蛋清调成糊状，亥时（21：00 ～ 23：00）敷于眼睑肿胀处，15 分钟后温水洗净。
- **注意事项：**皮肤破损处禁用，敷后避风 1 小时。

4. 不破皮的针

- **方法：**梳头。
- **操作：**亥时（21：00 ～ 23：00）梳刮头部，从中间至两边，从左至右，持续 15 分钟。
- **注意事项：**用木质宽齿梳轻微梳刮即可，避免损伤头皮。

5. 备药建议

- **中成药：**上清丸。
- **功效：**清热散风，解毒，通便。

- **适应证：** 头晕耳鸣，目赤，鼻窦炎，口舌生疮，牙龈肿痛，大便秘结。建议在医师指导下使用。

（二）气郁质（★★☆）

1. 饮食起居

- **膳食推荐：** 菊花决明饮。
- **做法：** 取杭菊花、决明子各适量，沸水冲泡后加盖闷 10 分钟。全天代茶饮用，本周饮用 3 次。
- **注意事项：** 本饮品性质滑利，忌空腹饮用；若出现腹泻、腹痛等症状，应立即停止服用。

2. 运动锻炼

- **锻炼方式：** 瑜伽。
- **做法：** 拉筋伸展，保持动作标准，每次 30 ～ 45 分钟，申时（15：00 ～ 17：00）进行最佳。
- **注意事项：** 注意在室内进行，衣着宽松，避免吹风受寒。运动前要热身，拉筋伸展。

3. 不破皮的针

- **方法：** 刮痧。
- **操作：** 背部膀胱经部位涂抹适量刮痧油后，用牛角板沿膀胱经从上向下轻刮，可分段刮痧，出痧即止。
- **注意事项：** 不可大面积暴力刮痧，循经小范围刮痧即可。刮痧后需避风寒，当天勿洗澡。建议在专业医师指导下进行。

（三）阴虚质（★★☆）

1. 饮食起居

- **膳食推荐：** 石斛桑椹茶。
- **做法：** 取石斛、桑椹各适量。沸水冲泡后加盖闷 10 分钟。可全天代茶饮用，本周饮用 3 次。
- **注意事项：** 禁止空腹饮用。

2. 不入口的药

- **方法：** 青黛敷目法。
- **做法：** 同本周“特禀质 - 不入口的药”。
- **注意事项：** 同本周“特禀质 - 不入口的药”。

（四）湿热质（★★☆）

1. 饮食起居

- **膳食推荐：**冬瓜薏苡仁赤豆汤。
- **做法：**取适量炒薏苡仁、赤小豆，提前浸泡2小时，与适量冬瓜块同煮40分钟至软烂。作为午餐汤品食用，本周连服3日。
- **注意事项：**不可搭配大料、肥肉炖煮。孕妇慎用。

2. 运动锻炼

- **锻炼方式：**打羽毛球。
- **做法：**选择晴朗天气，在室内打羽毛球，推荐在申时（15：00～17：00）进行，持续1小时。强度不可太高，微微发汗即可。
- **注意事项：**出汗后适当补充淡盐水，换掉湿衣服，避免受寒。孕妇禁用。

3. 不破皮的针

- **方法：**穴位拔罐。
- **操作：**选择背部膈俞以下、尾骨以上的穴位，用抽气罐吸附穴位，留罐5～8分钟（皮肤潮红为度），申时（15：00～17：00）操作最佳。
- **注意事项：**拔罐后应避风寒，当天勿洗澡。建议在专业医师指导下进行。

（五）平和质、阳虚质、痰湿质、气虚质、血瘀质（★☆☆）

1. 饮食起居

避免长时间紧盯手机屏幕，工作、学习时每30分钟起身远眺，注视绿色植物。

2. 运动锻炼

- **锻炼方式：**打羽毛球。
- **做法：**在室外打羽毛球最佳，可以开阔视野，推荐申时（15：00～17：00）进行。
- **注意事项：**出汗后适当补充淡盐水，换掉湿衣服，避免受寒。孕妇禁用。

3. 情志调养

- **调养方式：**抄书练字。
- **做法：**每日任意时间段选取1小时以上的时间，于安静环境中练字，一笔一画，不急不躁。
- **注意事项：**练字过程中注意每30分钟起身休息远眺，注视绿色植物。

第十周

感冒

（风热袭表）

一、历法解析

历法	周一	周二	周三	周四	周五	周六	周日
公历	2026 年 4 月 6 日	2026 年 4 月 7 日	2026 年 4 月 8 日	2026 年 4 月 9 日	2026 年 4 月 10 日	2026 年 4 月 11 日	2026 年 4 月 12 日
农历	马年 二月十九	马年 二月二十	马年 二月廿一	马年 二月廿二	马年 二月廿三	马年 二月廿四	马年 二月廿五
干支历	丙午年 壬辰月 庚戌日	丙午年 壬辰月 辛亥日	丙午年 壬辰月 壬子日	丙午年 壬辰月 癸丑日	丙午年 壬辰月 甲寅日	丙午年 壬辰月 乙卯日	丙午年 壬辰月 丙辰日
节气历	清明一候桐始华				清明二候田鼠化为鴽		

本周节气：春来万物复苏，到清明时节，自然界阳气更盛，万物顺应大自然变化，逐渐见到草长莺飞之景象。

调养重点：根据五运六气理论，本周风木之气化生君火之气，使得本周风火之气并作，加之气候变化易诱发呼吸系统疾病，重点关注感冒之风热袭表证等。

二、体质分析

重点需要注意调养的体质（★★★）	气郁质
次要需要注意调养的体质（★★☆）	阴虚质、气虚质、湿热质
一般需要注意调养的体质（★☆☆）	平和质、阳虚质、特禀质、痰湿质、血瘀质

- **气郁质：**气郁化火，尤其在情志不畅时更易化热，加之气候变化，容易出现鼻塞、咽喉肿痛等症状。
- **阴虚质：**阴虚津亏，加重热象，本周容易出现干咳、口干舌燥等，熬夜会加重症状。
- **气虚质：**气虚易导致卫外不足，本周易外感风热之邪，容易出现周身乏力疼痛、胸闷等症状。
- **湿热质：**湿热阻滞，营卫运行不畅，尤其在过食肥甘厚味后则容易出现流浊涕、咳黄痰等症状。
- **平和质、阳虚质、特禀质、痰湿质、血瘀质：**本周较为平稳。

三、体质调养建议

（一）气郁质（★★★）

1. 饮食起居

- **饮食：**可适当多吃荠菜，春季少吃香椿、春笋、蘑菇、木耳等。
- **起居：**注意保暖，减少外出。重点防护头面、颈项部，尽量避免江、河、湖、海等水边吹风。

2. 运动锻炼

- **锻炼方式：**参考八段锦攒拳怒目增气力式。
- **做法：**同第六周眩晕（阴虚阳亢）的“三、体质调养建议 - 阴虚质 - 运动锻炼”的动作内容，亥时（21：00 ～ 23：00）练习效果最佳。
- **注意事项：**注意呼吸与动作配合，全套动作以缓慢、微汗为宜。练功衣着应适宜，注意避风，练功后不要立即接触冷水。

3. 不入口的药

- **方法：**睡前中药泡脚。
- **做法：**宜用适量桑叶、荆芥煮水，睡前泡脚 15 分钟。
- **注意事项：**注意水面没过脚踝，水温控制在 50℃以下，以微汗为宜。

4. 不破皮的针

- **方法：**穴位按揉。
- **操作：**亥时（21：00 ～ 23：00）按揉合谷穴、太冲穴，用拇指指腹贴穴，逆时针按揉 36 圈。
- **注意事项：**按揉穴位时避风，按揉至皮下微热、微微发胀为宜。

5. 备药建议

- **中成药：**小柴胡颗粒。
- **功效：**解表散热，疏肝和胃。

• **适应证：**外感病，邪犯少阳证，症见寒热往来、胸胁苦满、食欲不振、心烦喜呕、口苦咽干等。建议在专业医师指导下使用。

（二）阴虚质（★★☆）

1. 饮食起居

• 少食胡椒、花椒、油炸制品。

• 注意日常生活作息规律，不要熬夜。

2. 运动锻炼

• **锻炼方式：**打羽毛球。

• **做法：**选择晴朗天气下在室内打羽毛球，推荐在申时（15：00～17：00）进行，持续1小时。强度不可太高，微微发汗即可。

• **注意事项：**出汗后适当补充淡盐水，换掉湿衣服，避免受寒。

3. 不入口的药

• **方法：**睡前用中药泡脚。

• **做法：**取知母、黄柏、菊花、石斛、栀子各适量煮水，睡前泡脚15分钟。

• **注意事项：**注意水面没过脚踝，水温控制在50℃以下，以微汗为宜。

4. 不破皮的针

• **方法：**穴位按揉。

• **操作：**巳时（09：00～11：00）按揉三阴交穴，用拇指指腹贴穴，顺时针按揉36圈。

• **注意事项：**按揉穴位时避风，按揉至皮下微热、微微发胀为宜。

（三）气虚质（★★☆）

1. 饮食起居

仍以春捂为主，重点顾护腰腹、膝盖、大椎穴等部位。少去江、河、湖、海等水边吹风。

2. 运动锻炼

• **锻炼方式：**参考八段锦左右开弓似射雕式。

• **做法：**同第三周失眠（心肾不交）的“三、体质调养建议-气郁质-运动锻炼”的动作内容，辰时（07：00～09：00）练习效果最佳。

• **注意事项：**注意呼吸与动作配合，全套动作以缓慢、微汗为宜。练功衣着应适宜，注意避风，练功后不要立即接触冷水。

3. 不入口的药

• **方法：**睡前泡脚。

• **做法：**宜用藿香正气水3～5支兑入温水中，睡前泡脚15分钟。

- **注意事项：**注意水面没过脚踝，水温控制在 50℃以下，以微汗为宜。

4. 不破皮的针

- **方法：**穴位按揉。
- **操作：**辰时（07：00 ～ 09：00）按揉尺泽穴，用拇指指腹贴穴，顺时针按揉 36 圈。
- **注意事项：**按揉穴位时避风，按揉至皮下微热、微微发胀为宜。

（四）湿热质（★★☆）

1. 饮食起居

严格注意少食肥甘厚腻及容易化生湿热的食物，尤其是奶茶、火锅等。

2. 运动锻炼

- **锻炼方式：**瑜伽。
- **做法：**拉筋伸展，保持动作标准，每次 30 ～ 45 分钟，在申时（15：00 ～ 17：00）进行最佳。
- **注意事项：**注意在室内进行，避免吹风受寒。运动前要热身。

3. 不入口的药

- **方法：**睡前用中药泡脚。
- **做法：**取茵陈、栀子、大黄各适量煮水，睡前泡脚 15 分钟。
- **注意事项：**注意水面没过脚踝，水温控制在 50℃以下，以微汗为宜。

4. 不破皮的针

- **方法：**拔罐。
- **操作：**用抽气罐吸附于背部足太阳膀胱经的部位，留罐 5 ～ 8 分钟（皮肤潮红为度），申时（15：00 ～ 17：00）操作最佳。
- **注意事项：**拔罐后应注意避风寒，当天勿洗澡。建议在专业医师的指导下进行。

（五）平和质、阳虚质、特禀质、痰湿质、血瘀质（★☆☆）

1. 饮食起居

少吃水果、冷饮等生冷之品；少吃肥甘厚味之品。

2. 运动锻炼

适当运动，注意防风，以及注意避免出入温差较大的场所。

3. 情志调养

避免忧思，多参与轻松的活动。

第十一周

血压升高

（肝阳上亢）

一、历法解析

历法	周一	周二	周三	周四	周五	周六	周日
公历	2026 年 4 月 13 日	2026 年 4 月 14 日	2026 年 4 月 15 日	2026 年 4 月 16 日	2026 年 4 月 17 日	2026 年 4 月 18 日	2026 年 4 月 19 日
农历	马年 二月廿六	马年 二月廿七	马年 二月廿八	马年 二月廿九	马年 三月初一	马年 三月初二	马年 三月初三
干支历	丙午年 壬辰月 丁巳日	丙午年 壬辰月 戊午日	丙午年 壬辰月 己未日	丙午年 壬辰月 庚申日	丙午年 壬辰月 辛酉日	丙午年 壬辰月 壬戌日	丙午年 壬辰月 癸亥日
节气历	清明二候田鼠化为鴽		清明三候虹始见				

本周节气： 本周从清明二候进入三候，随天气渐暖雨水增多，空气湿度增大。万物生长愈发茁壮，呈现出一派生机勃勃之象。

调养重点： 根据五运六气理论，本周风木之气过盛，加之天气转暖而又雨水增多，出现气温变化易诱发循环系统疾病，重点关注血压升高等病症。

二、体质分析

重点需要注意调养的体质（★★★）	阴虚质
次要需要注意调养的体质（★★☆）	气郁质、痰湿质、湿热质
一般需要注意调养的体质（★☆☆）	平和质、阳虚质、气虚质、血瘀质、特禀质

- **阴虚质：** 阴虚内热，阴阳失衡，津液不足难以濡养脏腑；阴虚阳亢扰动血脉，常伴收缩压偏高或有波动，以及头晕目眩、心悸怔忡等血压升高的表现。
- **气郁质：** 肝气郁结，气机升降失调，气郁日久化火扰动气血运行；气滞血瘀影响血脉畅达，常现血压随情绪波动明显、紧张时血压骤升等表现。
- **痰湿质：** 脾虚失运，痰浊壅滞血脉，气血输布受阻；痰浊上蒙清窍阻碍气机，多见晨起血压波动、头重脚轻等表现。
- **湿热质：** 湿热交蒸，蕴结三焦阻滞气机，营卫运行失其常度；湿热熏灼脉络损伤血管弹性，常见血压昼夜节律紊乱。
- **平和质、阳虚质、气虚质、血瘀质、特禀质：** 本周较为平稳。

三、体质调养建议

（一）阴虚质（★★★）

1. 饮食起居

- **膳食推荐：** 菊花决明饮。
- **做法：** 取杭菊花、决明子各适量，沸水冲泡后加盖焖 10 分钟。全天代茶饮用，本周饮用 3 次。
- **注意事项：** 本饮品性质滑利，忌空腹饮用；若出现腹泻、腹痛等症状，应立即停止服用。

2. 运动锻炼

- **锻炼方式：** 参考八段锦攒拳怒目增气力式。
- **做法：** 同第六周眩晕（阴虚阳亢）的“三、体质调养建议 - 阴虚质 - 运动锻炼”的动作内容，辰时（07：00 ～ 09：00）练习最佳。
- **注意事项：** 练功衣着应适宜，练功时、练功后避免吹风，出汗后要避免着凉，练功后不要立即接触冷水。

3. 不破皮的针

- **方法：** 耳穴压豆。
- **操作：** 取单侧耳穴肝穴、胆穴、神门穴、皮质下穴，王不留行籽贴压，以穴位点有发热、胀痛感为度，每日按压 5 次，每次 2 分钟，隔两日可换对侧耳穴贴压。建议在专业医师指导下操作。

4. 备药建议

- **中成药：** 天麻钩藤颗粒。
- **功效：** 平肝息风，清热安神。
- **适应证：** 肝阳上亢引起的头痛、眩晕、耳鸣、眼花、震颤、失眠，高血压见上述证候者。建议在医师指导下使用。

（二）气郁质（★★☆）

1. 饮食起居

- 膳食推荐：槐米玉竹饮。
- 做法：取干槐花、玉竹、甘草各少许，沸水焖泡 15 分钟。温服代茶饮用，本周食用 2 次。
- 注意事项：此代茶饮性质凉润，若出现食欲不振、腹泻、畏寒等症状，应立即停止服用。

2. 情志调养

- 调养方式：静坐调息。
- 做法：心无旁骛，盘腿或跪坐，臀下垫软垫，脊柱松直，下颌微收，掌心向上轻搭膝头；舌尖抵上颚，鼻吸口呼，吸气绵长，呼气轻缓。每次 15 ～ 30 分钟即可，以酉时（17：00 ～ 19：00）静坐最佳。
- 注意事项：注意避风，保证环境安静；饭后 1 小时内避免练习。

3. 不入口的药

- 方法：睡前用中药泡脚。
- 做法：宜用适量生地黄、玄参、地骨皮煮水，睡前泡脚 15 分钟。
- 注意事项：注意水面需没过三阴交穴，水温控制在 50℃以下，以微汗为宜。

4. 不破皮的针

- 方法：穴位按揉。
- 操作：亥时（21：00 ～ 23：00）按揉曲池穴、太冲穴、三阴交穴，用拇指指腹贴穴，顺时针按揉 36 圈。
- 注意事项：按揉穴位时避风，按揉至皮下微热、微微发胀为宜。

（三）痰湿质（★★☆）

1. 饮食起居

- 膳食推荐：赤小豆薏苡仁茶。
- 做法：取赤小豆、薏苡仁适量，于锅中小火翻炒至稍变焦后，沸水冲泡代茶饮，建议本周饮用 3 次。
- 注意事项：孕妇禁用。

2. 运动锻炼

- 锻炼方式：慢跑。
- 做法：步速推荐控制在 60 ～ 80 步 / 分钟，在申时（15：00 ～ 17：00）进行最佳。

- **注意事项**：保持呼吸频率及步伐平稳，微汗为度，汗出后及时更换干爽衣物。

3. 不破皮的针

- **方法**：刮痧。
- **操作**：涂抹适量刮痧油后，用牛角板沿脊背部膀胱经从上向下轻刮，可分段刮痧，出痧即止，申时（15：00～17：00）操作为宜。
- **注意事项**：不可大面积暴力刮痧，循经小范围刮痧即可。刮痧后需避风寒，刮痧后当天内勿洗澡。建议在专业医师指导下进行。

（四）湿热质（★★☆）

1. 饮食起居

- **膳食推荐**：扁豆莲子鸭汤。
- **做法**：取白扁豆、莲子、鸭肉各适量，鸭肉焯水去腥后加适量调味品，与白扁豆、莲子共炖1.5小时。随餐本周食用1次。
- **注意事项**：痛风患者不建议吃。

2. 不破皮的针

- **方法**：循经敲击。
- **操作**：空心掌轻轻叩击脾经，从足大趾内侧沿小腿内侧敲打至腹股沟，持续10分钟，皮肤微微发红最佳，尤以三阴交穴为主，在巳时（09：00～11：00）操作最佳。
- **注意事项**：用力适度，以有酸胀感为宜。

（五）平和质、阳虚质、气虚质、血瘀质、特禀质（★☆☆）

1. 饮食起居

需注意少吃辣椒、花椒、生姜、蒜等辛辣的食物，以及肥肉、油炸等油腻黏滞的食物。

2. 运动锻炼

适当运动，避免因剧烈运动导致汗出过多。

3. 情志调养

避免情绪剧烈波动，多参与轻松愉快的活动。

第十二周

心烦、心悸

（阴虚火旺）

一、历法解析

历法	周一	周二	周三	周四	周五	周六	周日
公历	2026 年 4 月 20 日	2026 年 4 月 21 日	2026 年 4 月 22 日	2026 年 4 月 23 日	2026 年 4 月 24 日	2026 年 4 月 25 日	2026 年 4 月 26 日
农历	马年 三月初四	马年 三月初五	马年 三月初六	马年 三月初七	马年 三月初八	马年 三月初九	马年 三月初十
干支历	丙午年 壬辰月 甲子日	丙午年 壬辰月 乙丑日	丙午年 壬辰月 丙寅日	丙午年 壬辰月 丁卯日	丙午年 壬辰月 戊辰日	丙午年 壬辰月 己巳日	丙午年 壬辰月 庚午日
节气历	谷雨一候萍始生					谷雨二候鸣鸠拂其羽	

本周节气：本周正式进入谷雨时节，春气生发更盛，自然界温度进一步上升，万物的生命力日益增强。

调养重点：根据五运六气理论，本周木生火，木火通明，岁运被制，心易被扰，故易诱发精神心理因素导致的感觉异常，重点关注阴虚火旺导致的心烦、心悸等症状。

二、体质分析

重点需要注意调养的体质（★★★）	阴虚质
次要需要注意调养的体质（★★☆）	气郁质、湿热质、血瘀质
一般需要注意调养的体质（★☆☆）	平和质、阳虚质、气虚质、痰湿质、特禀质

- **阴虚质：**阴阳失和，阴气不足易使阳气偏亢；阴虚阳亢导致心失所养，常伴心悸、怔忡，血压波动、头晕目眩等症状。
- **气郁质：**气机不畅，使气机升降失调，气郁日久化火扰动心脉运行，常出现心悸、心慌，同时症状易随情绪变化而波动。
- **湿热质：**湿热熏蒸，易使气机逆乱，同时湿热熏灼心经脉络，蕴结胸膈，常见心烦失眠，口苦口干。
- **血瘀质：**瘀血阻络，心脉受阻，经络不通易生多症，可见胸闷、心慌，时有疼痛。
- **平和质、阳虚质、气虚质、痰湿质、特禀质：**本周较为平稳。

三、体质调养建议

（一）阴虚质（★★★）

1. 饮食起居

- **膳食推荐：**黄花菜炖瘦肉汤。
- **做法：**取黄花菜、瘦肉各适量，黄花菜浸泡，瘦肉切薄片，加水炖煮，适当调味。随餐食用，本周食用 2 次。
- **注意事项：**孕妇、哺乳期女性禁用。

2. 运动锻炼

- **锻炼方式：**参考八段锦摇头摆尾去心火式。
- **做法：**同第三周失眠（心肾不交）的“三、体质调养建议 - 阴虚质 - 运动锻炼”的动作内容，申时（15：00 ～ 17：00）练习最佳。
- **注意事项：**过饱、过饥时均不可练功；练功时注意呼吸与动作配合，全套动作以缓慢、微汗为佳。

3. 情志调养

- **调养方式：**五音疗法。
- **做法：**亥时（21：00 ～ 23：00）连续播放 3 遍羽调式琵琶曲《平沙落雁》。
- **注意事项：**呼吸配合音乐节奏进行，如出现身体不适，应立即停止。

4. 不入口的药

- **方法：**睡前用中药泡脚。
- **做法：**宜用适量生地黄、玄参、地骨皮煮水，睡前泡脚 15 分钟。
- **注意事项：**注意水面没过脚踝，水温控制在 50℃以下，以微汗为宜。

5. 不破皮的针

- **方法：**穴位按揉。
- **操作：**午时（11：00 ～ 13：00）按揉神门穴及三阴交穴，用拇指指腹贴穴，各顺时针按揉 49 圈。

- **注意事项**：按揉穴位时避风，按揉至皮下微热、微微发胀为宜。

6. 备药建议

- **中成药**：天王补心丸。
- **功效**：滋阴养血，补心安神。
- **适应证**：心阴不足，心悸健忘，失眠多梦，大便干燥。建议在医师指导下使用。

（二）气郁质（★★☆）

1. 饮食起居

- **膳食推荐**：佛手麦芽瘦肉汤。
- **做法**：取佛手、炒麦芽、瘦肉少许，加少量调味后一起炖煮 1 小时。随餐温服，本周食用 2 次。
- **注意事项**：孕妇、哺乳期女性禁用。

2. 运动锻炼

- **锻炼方式**：参考五禽戏的鹿戏。
- **做法**：①鹿抵式，迈步转腰，双臂成鹿角状画弧后抵，目视脚跟，左右交替转体。②鹿奔式，弓步前跨，双臂前伸如鹿角，重心后移低头弓背，再前移挺身上起。每式左右交替各 8 次，每日 15 分钟，在酉时（17：00 ～ 19：00）进行最佳。
- **注意事项**：注意呼吸与动作配合，全套动作以缓慢、微汗为宜。练功衣着应适宜，注意避风，练功后不要立即接触冷水。

3. 情志调养

- **调养方式**：调息静坐。
- **做法**：坐位，双手按压双侧期门穴，力度以酸胀为宜，配合深呼吸，在亥时（21：00 ～ 23：00）进行最佳。
- **注意事项**：注意避风，保证环境安静；饭后 1 小时内避免练习。

4. 不入口的药

- **方法**：佩戴中药香囊。
- **做法**：取适量苍术、佩兰、丁香、吴茱萸，打粉混合置于香囊袋中。佩戴于胸前或悬挂于床前，每 2 周更换一次粉末，时常揉捻，激发药香。
- **注意事项**：粉尘过敏者禁用。

5. 不破皮的针

- **方法**：耳穴压豆。
- **操作**：取单侧耳穴心穴、肝穴、胆穴、神门穴、交感穴，王不留行籽贴压，以穴位点有发热、胀痛感为度，建议在专业医师指导下操作。

- **注意事项：**每日按压 3 次，每次 2 分钟。隔两日可换对侧耳穴贴压。

（三）湿热质（★★☆）

1. 饮食起居

- **膳食推荐：**绿豆车前粥。
- **做法：**取适量绿豆、车前草、粳米，共熬粥，可加适量糖调味，随餐温服。随餐代粥，本周食用 2 次。
- **注意事项：**此粥品性质寒凉，若出现腹泻、腹痛等症状，应立即停止服用。

2. 运动锻炼

- **锻炼方式：**竞走。
- **做法：**步速推荐控制在 70～90 步 / 分钟，每日 25 分钟，在申时（15：00～17：00）进行最佳。
- **注意事项：**保持呼吸频率及步伐平稳，微汗为度，汗出后及时更换衣物。

3. 不入口的药

- **方法：**佩戴中药香囊。
- **做法：**取适量苍术、石菖蒲、艾叶、佩兰，打粉装入囊袋。佩戴于胸前或悬挂于床前，每 2 周更换一次粉末，时常揉捻，激发药香。
- **注意事项：**粉尘过敏者禁用。

4. 不破皮的针

- **方法：**耳穴压豆。
- **操作：**取单侧耳穴心穴、脾穴、三焦穴、风溪穴，王不留行籽贴压，以穴位点有发热、胀痛感为度。建议在专业医师指导下操作。
- **注意事项：**每日按压 3 次，每次 2 分钟。隔两日可换对侧耳穴贴压。

（四）血瘀质（★★☆）

1. 饮食起居

- **膳食推荐：**山楂玫瑰茶。
- **做法：**取适量焦山楂片、玫瑰花、陈皮，沸水冲泡，代茶饮用，本周食用 3 次。
- **注意事项：**不得空腹饮用。女性经期慎用，孕妇、胃炎患者、花粉过敏者禁用。

2. 运动锻炼

- **锻炼方式：**参考八段锦左右开弓似射雕式。

- **做法：**同第三周失眠（心肾不交）的“三、体质调养建议 - 气郁质 - 运动锻炼”的动作内容，辰时（07：00 ～ 09：00）练习最佳。
- **注意事项：**练功衣着应适宜，练功时和练功后避免吹风，出汗后要避免着凉，练功后不要立即接触冷水。

3. 不入口的药

- **方法：**睡前用中药泡脚。
- **做法：**宜用适量鸡血藤、红花、川芎煮水，睡前泡脚 15 分钟。
- **注意事项：**注意水面没过三阴交穴，水温控制在 50℃以下，以微汗为宜。女性经期慎用，孕妇禁用。

（五）平和质、阳虚质、气虚质、痰湿质、特禀质（★☆☆）

1. 饮食起居

- 少吃冷饮、冰激凌等生冷之品，以及烧烤、火锅、芒果、榴莲、菠萝蜜等脂膏厚味及辣椒等辛辣可导致上火的食物。
- 进食进水宜缓慢。避免短时间内大量饮水，尤其在运动后忌大量喝冷水，宜少量多次饮温水。
- 禁忌滥用艾灸。

2. 运动锻炼

忌在正午时间进行高强度剧烈运动。运动后忌喝冷饮及洗冷水澡。

3. 情志调养

避免情绪剧烈波动与过度思虑，多做令人心情愉悦之事。

第十三周

颜面疔疮

（湿热蕴结）

一、历法解析

历法	周一	周二	周三	周四	周五	周六	周日
公历	2026 年 4 月 27 日	2026 年 4 月 28 日	2026 年 4 月 29 日	2026 年 4 月 30 日	2026 年 5 月 1 日	2026 年 5 月 2 日	2026 年 5 月 3 日
农历	马年 三月十一	马年 三月十二	马年 三月十三	马年 三月十四	马年 三月十五	马年 三月十六	马年 三月十七
干支历	丙午年 壬辰月 辛未日	丙午年 壬辰月 壬申日	丙午年 壬辰月 癸酉日	丙午年 壬辰月 甲戌日	丙午年 壬辰月 乙亥日	丙午年 壬辰月 丙子日	丙午年 壬辰月 丁丑日
节气历	谷雨二候鸣鸠拂其羽			谷雨三候戴胜降于桑			

本周节气：本周由谷雨二候进入谷雨三候，随着气温回暖以及季节变迁，农家也陆续开始工作，为马上到来的夏季做好准备工作。

调养重点：根据五运六气理论，本周阳气更盛，风火并作，加之气候变化易诱发皮肤疾病，重点关注湿热蕴结导致的颜面疔疮等。

二、体质分析

重点需要注意调养的体质（★★★）	湿热质
次要需要注意调养的体质（★★☆）	阴虚质、痰湿质、气郁质
一般需要注意调养的体质（★☆☆）	平和质、阳虚质、特禀质、气虚质、血瘀质

• **湿热质：**湿热交蒸，上熏头面，影响头面部经络气机，故容易出现口舌生疮、头发出油等症状。

• **阴虚质：**阴虚火旺，可加重热象，容易出现口干舌燥、两目干涩等症状，熬夜易加重。

• **痰湿质：**痰湿过盛易阻滞毛孔，故本周易出现鼻尖黑头、颜面疔疮等。

• **气郁质：**气郁过久，易化生火毒并上窜头面，本周易出现粉刺等。

• **平和质、阳虚质、特禀质、气虚质、血瘀质：**本周较为平稳。

三、体质调养建议

（一）湿热质（★★★）

1. 饮食起居

• **膳食推荐：**五叶芦根饮。

• **做法：**取适量薄荷叶、藿香叶、荷叶、枇杷叶、佩兰叶、鲜芦根、冬瓜少许。先煮枇杷叶、冬瓜 5 分钟，再入其他各物同煎 10 分钟，可用适当冰糖调味。代茶饮，本周饮用 2 次。

• **注意事项：**糖尿病患者勿加冰糖。

2. 运动锻炼

• **锻炼方式：**参考八段锦调理脾胃须单举式。

• **做法：**同第一周腹胀（脾虚湿困）的“三、体质调养建议 - 痰湿质 - 运动锻炼”的动作内容，辰时（07：00 ～ 09：00）练习最佳。

• **注意事项：**练功衣着应适宜，练功时、练功后避免吹风，出汗后要避免着凉，练功后不要立即接触冷水。

3. 不入口的药

• **方法：**佩戴中药香囊。

• **做法：**取适量藿香、黄柏、佩兰，打粉混合，置于香囊袋中。佩戴于胸前或悬挂于床前，每 2 周更换一次粉末，时常揉捻，激发药香。

• **注意事项：**粉尘过敏者禁用。

4. 不破皮的针

• **方法：**穴位按揉。

• **操作：**卯时（05：00 ～ 07：00）按揉曲池穴与迎香穴，用拇指指腹贴穴，顺时针按揉 36 圈。

• **注意事项：**按揉穴位时避风，按揉至皮下微热、微微发胀为宜。

5. 备药建议

• **中成药：**上清丸。

- 功效：清热散风，解毒，通便。
- 适应证：头晕耳鸣，目赤，鼻窦炎，口舌生疮，牙龈肿痛，大便秘结。建议在专业医师的指导下使用。

（二）阴虚质（★★☆）

1. 饮食起居

- 膳食推荐：三豆汤。
- 做法：取适量绿豆、赤小豆、黑豆，用淡盐水浸泡，文火慢炖 1.5 小时后，滤取汤汁。饭后服用，本周食用 3 次。
- 注意事项：三豆汤性质偏凉，若出现食欲不振、腹泻、畏寒等症状，应立即停止服用。

2. 运动锻炼

- 锻炼方式：参考八段锦摇头摆尾去心火式。
- 做法：同第三周失眠（心肾不交）的“三、体质调养建议 - 阴虚质 - 运动锻炼”的动作内容，申时（15：00 ～ 17：00）练习最佳。
- 注意事项：过饱、过饥时均不可练功；练功时注意呼吸与动作配合，全套动作以缓慢、微汗为佳。

3. 不入口的药

- 方法：睡前用中药泡脚。
- 做法：取适量生地黄、白芍、知母、栀子煮水，睡前泡脚 15 分钟。
- 注意事项：注意水面没过脚踝，水温控制在 50℃以下，以微汗为宜。

4. 不破皮的针

- 方法：耳穴压豆。
- 操作：取单侧耳穴肝穴、肾穴、脾穴、神门穴、交感穴，王不留行籽贴压，以穴位点有发热、胀痛感为度。建议在专业医师指导下操作。
- 注意事项：每日按压 3 次，每次 3 分钟，隔 2 日可换对侧耳穴贴压。

（三）痰湿质（★★☆）

1. 饮食起居

- 膳食推荐：赤小豆薏苡仁茶。
- 做法：取适量赤小豆、炒薏苡仁、陈皮。煮水代茶饮。宜巳时（09：00 ～ 11：00）温饮，本周饮用 3 次。
- 注意事项：忌加精炼糖，可加少许蜂蜜调味。孕妇慎用。

2. 运动锻炼

- 锻炼方式：慢跑。

• **做法：**慢跑 20 分钟，步速推荐控制在 60～80 步 / 分钟，在申时（15：00～17：00）进行最佳。

• **注意事项：**保持呼吸频率及步伐平稳，避风避寒，微汗为度，汗出后及时更换干爽衣物。

3. 不入口的药

• **方法：**穴位贴敷。

• **做法：**取适量白芥子粉、生姜汁调糊状，敷贴于双侧丰隆穴、足三里穴，半小时后取下。

• **注意事项：**贴敷当天穴位处忌水，3 天内勿进食冷饮、海鲜等。本周贴敷 1 次。建议在专业医师的指导下进行。

4. 不破皮的针

• **方法：**循经敲击。

• **操作：**空心掌轻轻叩击脾经，从足大趾内侧沿小腿内侧敲打至腹股沟，持续 10 分钟，在巳时（09：00～11：00）操作最佳。

• **注意事项：**用力适度，以有酸胀感为宜。

（四）气郁质（★★☆）

1. 饮食起居

• **膳食推荐：**绿豆粥。

• **做法：**取适量绿豆、粳米，共熬煮成粥。随餐代粥，本周食用 1 次。

• **注意事项：**此粥品性质寒凉，若出现腹泻、腹痛等症状，应立即停止服用。

2. 运动锻炼

• **锻炼方式：**参考八段锦两手托天理三焦式。

• **做法：**同第二周震颤（阴虚风动）的“三、体质调养建议 - 气郁质 - 运动锻炼”的动作内容，巳时（09：00～11：00）练习最佳。

• **注意事项：**练功衣着应适宜，练功时、练功后避免吹风，出汗后要避免着凉，练功后不要立即接触冷水。

3. 不入口的药

• **方法：**睡前用中药泡脚。

• **做法：**宜用适量柴胡、黄芩煮水，睡前泡脚 15 分钟。

• **注意事项：**注意水面没过脚踝，水温控制在 50℃以下，以微汗为宜。

4. 不破皮的针

• **方法：**耳穴压豆。

• **操作：**取单侧耳穴肝穴、胆穴、神门穴、交感穴，用王不留行籽贴压，以穴位点有发热、胀痛感为度。建议在专业医师指导下操作。

- **注意事项：**每日按压 3 ～ 5 次，每次 3 分钟。隔 2 日可换对侧耳穴贴压。

（五）平和质、阳虚质、特禀质、气虚质、血瘀质（★☆☆）

1. 饮食起居

少吃辣椒、花椒、生姜、蒜等辛辣之品，肥肉、油炸等油腻黏滞的食物，以及冰饮、冰西瓜等生冷之物。

2. 运动锻炼

适当运动，避免因剧烈运动导致汗出过多。

3. 情志调养

避免情绪剧烈波动，多参与轻松愉快的活动。

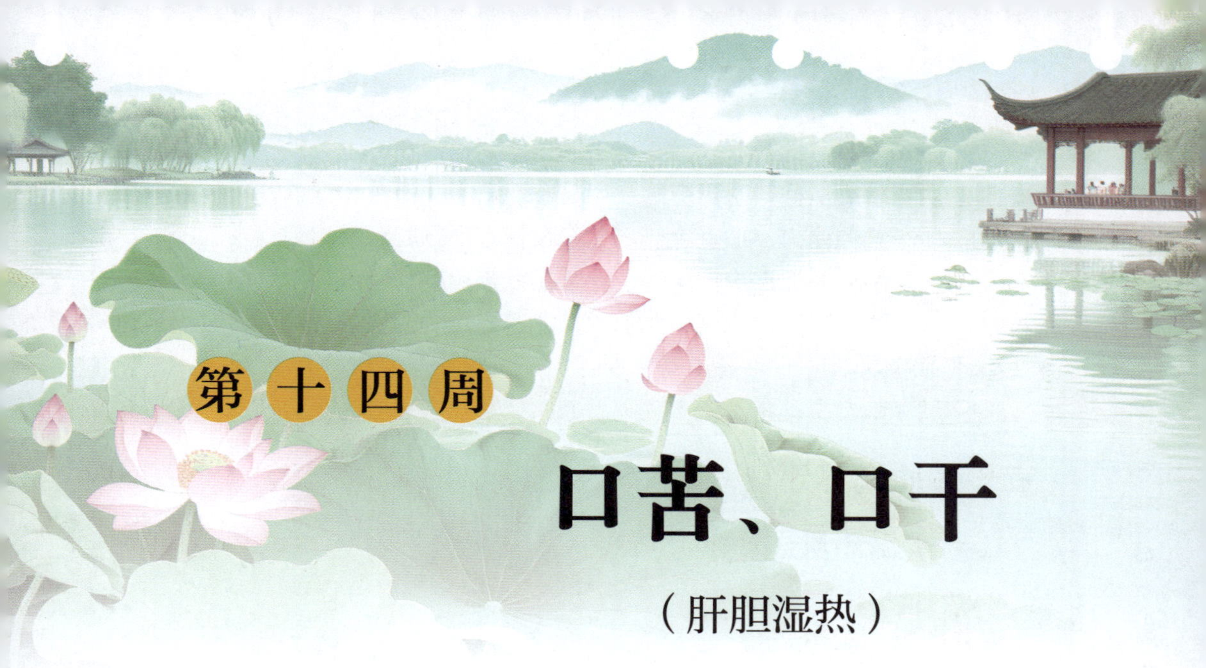

第十四周

口苦、口干

（肝胆湿热）

一、历法解析

<table>
<tr><th>历法</th><th>周一</th><th>周二</th><th>周三</th><th>周四</th><th>周五</th><th>周六</th><th>周日</th></tr>
<tr><td>公历</td><td>2026 年
5 月 4 日</td><td>2026 年
5 月 5 日</td><td>2026 年
5 月 6 日</td><td>2026 年
5 月 7 日</td><td>2026 年
5 月 8 日</td><td>2026 年
5 月 9 日</td><td>2026 年
5 月 10 日</td></tr>
<tr><td>农历</td><td>马年
三月十八</td><td>马年
三月十九</td><td>马年
三月二十</td><td>马年
三月廿一</td><td>马年
三月廿二</td><td>马年
三月廿三</td><td>马年
三月廿四</td></tr>
<tr><td>干支历</td><td>丙午年
壬辰月
戊寅日</td><td>丙午年
癸巳月
己卯日</td><td>丙午年
癸巳月
庚辰日</td><td>丙午年
癸巳月
辛巳日</td><td>丙午年
癸巳月
壬午日</td><td>丙午年
癸巳月
癸未日</td><td>丙午年
癸巳月
甲申日</td></tr>
<tr><td>节气历</td><td>谷雨三候
戴胜降于桑</td><td colspan="5">立夏一候蝼蝈鸣</td><td>立夏二候
蚯蚓出</td></tr>
</table>

本周节气：本周正值谷雨三候向立夏一、二候过渡，谷雨将尽时，阳气升腾，立夏后，天气温暖，蛞蝼鸣、蚯蚓出应地气发，土壤中温度渐升，此时地气蒸腾降雨增多，湿气渐升。

调养重点：根据五运六气理论，本周降雨增多，以致湿热交蒸，气机壅滞，湿热蕴结肝胆，若饮食湿热黏腻，则易引发消化系统症状，肝胆湿热上泛，侵犯口窍，则见口干、口苦。

二、体质分析

重点需要注意调养的体质（★★★）	湿热质
次要需要注意调养的体质（★★☆）	气郁质、阴虚质、痰湿质
一般需要注意调养的体质（★☆☆）	平和质、阳虚质、特禀质、气虚质、血瘀质

- **湿热质：** 暑热炽盛，湿热交蒸，容易出现口干、口苦、湿疹、小便黄赤。
- **气郁质：** 气郁化火，加重湿热，尤其在情志不畅时容易出现口苦、咽干。
- **阴虚质：** 两火叠加，灼伤津液，尤其在熬夜后容易出现口干、咽燥。
- **痰湿质：** 痰湿阻滞，津液不能上承，尤其在进食黏腻的食物后容易出现口干、饮水不解渴。
- **平和质、阳虚质、特禀质、气虚质、血瘀质：** 本周较为平稳。

三、体质调养建议

（一）湿热质（★★★）

1. 饮食起居

- **膳食推荐：** 冬瓜荷叶茶。
- **做法：** 取适量鲜荷叶、冬瓜皮、麦冬，沸水煮 10 分钟。温服代茶饮用，本周食用 2 次。
- **注意事项：** 此代茶饮性质偏凉，若出现食欲不振、腹泻、畏寒等症状，应立即停止服用。

2. 运动锻炼

- **锻炼方式：** 参考八段锦调理脾胃须单举式。
- **做法：** 同第一周腹胀（脾虚湿困）的“三、体质调养建议 - 痰湿质 - 运动锻炼”的动作内容，辰时（07：00～09：00）练习最佳。
- **注意事项：** 练功衣着应适宜，练功时、练功后避免吹风，出汗后要避免着凉，练功后不要立即接触冷水。

3. 情志调养

- **调养方式：** 五音疗法。
- **做法：** 巳时（09：00～11：00）连续播放 3 遍角调音乐《江南丝竹》，闭目养神叩齿 36 次。
- **注意事项：** 呼吸配合音乐节奏进行，如出现身体不适，应立即停止。

4. 不入口的药

- **方法：** 佩戴中药香囊。
- **做法：** 取适量藿香、黄柏、佩兰，打粉混合置于香囊袋中。佩戴于胸前或悬挂于床前，每 2 周更换一次粉末，时常揉捻，激发药香。
- **注意事项：** 粉尘过敏者禁用。

5. 不破皮的针

- **方法：** 穴位按揉。
- **操作：** 辰时（07：00～09：00）按揉足三里穴，申时（15：00～17：00）

点按丰隆穴，用拇指指腹贴穴，顺时针按揉 36 圈。

- 注意事项：按揉穴位时避风，按揉至皮下微热、微微发胀为宜。

6. 备药建议

- 中成药：上清丸。
- 功效：清热散风，解毒，通便。
- 适应证：头晕耳鸣，目赤，鼻窦炎，口舌生疮，牙龈肿痛，大便秘结。建议在医师指导下使用。

（二）气郁质（★★☆）

1. 饮食起居

- 膳食推荐：绿豆百合粥。
- 做法：取适量绿豆、百合、粳米，加水煮成粥。随餐代粥，本周食用 1 次。
- 注意事项：本饮品性质偏凉，禁止空腹饮用。

2. 运动锻炼

- 锻炼方式：参考八段锦两手托天理三焦式。
- 做法：同第二周震颤（阴虚风动）的“三、体质调养建议 - 气郁质 - 运动锻炼”的动作内容，巳时（09：00 ～ 11：00）练习最佳。
- 注意事项：练功衣着应适宜，练功时、练功后避免吹风，出汗后要避免着凉，练功后不要立即接触冷水。

3. 不入口的药

- 方法：睡前用中药泡脚。
- 做法：宜用适量柴胡、黄芩煮水，睡前泡脚 15 分钟。
- 注意事项：注意水面没过脚踝，水温控制在 50℃以下，以微汗为宜。

4. 不破皮的针

- 方法：耳穴压豆。
- 操作：取单侧耳穴肝穴、胆穴、神门穴，王不留行籽贴压，以穴位点有发热、胀痛感为度。建议在专业医师指导下操作。
- 注意事项：每日按压 3 ～ 5 次，每次 2 分钟，隔两日可换对侧耳穴贴压。

（三）阴虚质（★★☆）

1. 饮食起居

- 膳食推荐：银耳百合莲子汤。
- 做法：取银耳、百合、莲子适量，共煲汤随餐饮用。随餐食用，本周食用 2 次。

- **注意事项：**外感期间不建议服用。

2. 运动锻炼

- **锻炼方式：**参考八段锦摇头摆尾去心火式。
- **做法：**同第三周失眠（心肾不交）的“三、体质调养建议 - 阴虚质 - 运动锻炼”的动作内容，申时（15：00 ～ 17：00）练习最佳。
- **注意事项：**过饱、过饥时均不可练功；练功时注意呼吸与动作配合，全套动作以缓慢、微汗为佳。

3. 情志调养

- **调养方式：**宁心聚神，叩齿吞津。
- **做法：**安定心神，养精蓄锐。叩齿 36 次，舌抵上腭待唾液分泌后缓缓咽下，每日辰时（07：00 ～ 09：00）、申时（15：00 ～ 17：00）各 3 遍最佳。

4. 不破皮的针

- **方法：**耳穴压豆。
- **操作：**取单侧耳穴肾穴、心穴、神门穴，王不留行籽贴压，以穴位点有发热、胀痛感为度。建议在专业医师指导下操作。
- **注意事项：**每日按压 3 ～ 5 次，每次 2 分钟，隔两日可换对侧耳穴贴压。

（四）痰湿质（★★☆）

1. 饮食起居

- **膳食推荐：**赤小豆薏苡仁茶。
- **做法：**取适量赤小豆、炒薏苡仁、陈皮，煮水代茶饮。宜巳时（09：00 ～ 11：00）温饮，本周饮用 3 次。
- **注意事项：**忌加精炼糖，可加少许蜂蜜调味。孕妇慎用。

2. 运动锻炼

- **锻炼方式：**慢跑。
- **做法：**晴天阳光下，保持中低强度慢跑，持续 30 分钟，微微发汗最佳，推荐在申时（15：00 ～ 17：00）进行。
- **注意事项：**保持呼吸频率及步伐平稳，微汗为度，汗出后及时更换干爽衣物。避风避寒，锻炼结束后切勿立马进入空调房。

3. 不入口的药

- **方法：**穴位贴敷。
- **做法：**取适量白芥子粉、生姜汁，调成糊状，敷贴于双侧丰隆穴、三阴交穴，半小时后取下。
- **注意事项：**贴敷当天穴位处忌水，3 天内勿喝冷饮、食海鲜等。本周贴敷 1 次。建议在医师指导下使用。

4. 不破皮的针

- 方法：循经敲击。
- 操作：空心掌轻轻叩击脾经，从足大趾内侧沿小腿内侧敲打至腹股沟，持续 10 分钟，在巳时（09：00 ～ 11：00）操作最佳。
- 注意事项：用力适度，以有酸胀感为宜。

（五）平和质、阳虚质、特禀质、气虚质、血瘀质（★☆☆）

1. 饮食起居

- 少吃炸鸡、烧烤、肥牛、奶油蛋糕等油腻肥厚之味，冰饮、冰西瓜等生冷之物，以及人参、鹿茸等温热补益之品。
- 可适当适量食用冬瓜、丝瓜、马齿苋、梨、马蹄及当地应季成熟水果。

2. 运动锻炼

适当慢跑，练习传统功法，八段锦为主，做到少出汗、多拉伸。

3. 情志调养

避免着急生气，可适当打坐静心、闭目调息。

第十五周

皮肤瘙痒

（风邪袭表）

一、历法解析

历法	周一	周二	周三	周四	周五	周六	周日
公历	2026 年 5 月 11 日	2026 年 5 月 12 日	2026 年 5 月 13 日	2026 年 5 月 14 日	2026 年 5 月 15 日	2026 年 5 月 16 日	2026 年 5 月 17 日
农历	马年 三月廿五	马年 三月廿六	马年 三月廿七	马年 三月廿八	马年 三月廿九	马年 三月三十	马年 四月初一
干支历	丙午年 癸巳月 乙酉日	丙午年 癸巳月 丙戌日	丙午年 癸巳月 丁亥日	丙午年 癸巳月 戊子日	丙午年 癸巳月 己丑日	丙午年 癸巳月 庚寅日	丙午年 癸巳月 辛卯日
节气历	立夏二候蚯蚓出				立夏三候王瓜生		

本周节气：本周正值立夏二、三候。此时蚯蚓乘阳而伸见，瓜果藤蔓快速攀爬生长，枝叶繁茂，自然界阳气继续增长，气候渐热，气温显著升高，白天日照时间延长，雨水也愈发充沛，大自然一片繁荣景象。

调养重点：根据五运六气理论，本周降雨增多使得湿气加重，阻滞气机，气机壅滞致郁火不得透发，反夹湿邪上蒸外泛使得湿热蕴结于肌肤，风木助长君火，且风性轻扬开泄，以致肌肤腠理开阖失司，加之摄入生发之品，容易出现皮肤的症状，尤其需要注意风邪袭表导致的皮肤瘙痒。

二、体质分析

重点需要注意调养的体质（★★★）	特禀质
次要需要注意调养的体质（★★☆）	气郁质、湿热质、阴虚质
一般需要注意调养的体质（★☆☆）	平和质、阳虚质、气虚质、痰湿质、血瘀质

• **特禀质：** 风邪袭表，卫外不固，本周容易出现皮肤瘙痒反复、红斑丘疹。

• **气郁质：** 气郁化火生风，肝火扰动肌肤，尤其在情志不畅时出现容易出现皮肤瘙痒、胁肋胀痛。

• **湿热质：** 湿热蕴结肌肤，郁火夹湿外泛，尤其在进食黏滞、燥热的食物后，容易出现皮肤瘙痒、痤疮。

• **阴虚质：** 血燥生风，肌肤失润，尤其在熬夜后容易出现皮肤瘙痒、干燥。

• **平和质、阳虚质、气虚质、痰湿质、血瘀质：** 本周较为平稳。

三、体质调养建议

（一）特禀质（★★★）

1. 饮食起居

• **方法：** 身体部位保暖。

• **做法：** 重点顾护腰腹、膝盖和大椎部位。

• **注意事项：** 少去江、河、湖、海等水边吹风。

2. 运动锻炼

• **锻炼方式：** 参考八段锦摇头摆尾去心火式。

• **做法：** 同第三周失眠（心肾不交）的“三、体质调养建议 - 阴虚质 - 运动锻炼”的动作内容，辰时（07：00 ～ 09：00）练习最佳。

• **注意事项：** 练功衣着应适宜，练功时、练功后避免吹风，出汗后要避免着凉，练功后不要立即接触冷水。

3. 情志调养

• **调养方式：** 五音疗法。

• **做法：** 申时 (15：00 ～ 17：00) 连续播放 3 遍商调二胡曲《阳关三叠》，配合腹式呼吸。

• **注意事项：** 呼吸配合音乐节奏进行，如出现身体不适，应立即停止。

4. 不入口的药

• **方法：** 睡前用中药泡脚。

• **做法：** 宜用适量桑叶、白鲜皮煮水，睡前泡脚 15 分钟。

• **注意事项：** 注意水面没过脚踝，水温控制在 50℃以下，以微汗为宜。

5. 不破皮的针

• **方法：** 耳穴压豆。

• **操作：** 取单侧耳穴风溪穴、肺穴、神门穴，王不留行籽贴压，以穴位点有发热、胀痛感为度。建议在专业医师指导下操作。

• **注意事项：** 每日按压 3 ～ 5 次，每次 2 分钟，隔两日可换对侧耳穴贴压。

6. 备药建议

- **中成药：**消风止痒颗粒。
- **功效：**消风清热，除湿止痒。
- **适应证：**丘疹性荨麻疹，湿疹，皮肤瘙痒症。建议在医师指导下使用。

（二）气郁质（★★☆）

1. 饮食起居

- **膳食推荐：**荞麦薄荷粥。
- **做法：**取适量荞麦、薄荷叶、粳米，煮至粥成加冰糖，随餐温服，本周食用 2 次。
- **注意事项：**糖尿病患者勿加冰糖。

2. 运动锻炼

- **锻炼方式：**参考八段锦左右开弓似射雕式。
- **做法：**同第三周失眠（心肾不交）的“三、体质调养建议 - 气郁质 - 运动锻炼”的动作内容，辰时（07：00 ～ 09：00）练习最佳。
- **注意事项：**过饱、过饥时均不可练功；练功时注意呼吸与动作配合，全套动作以缓慢、微汗为佳。

3. 情志调养

- **调养方式：**静坐调息。
- **做法：**盘腿坐于垫上，腰背挺直，下颌微收，舌尖轻抵上腭，双肩放松下沉，想象头顶百会穴有一根线向上牵引，保持脊柱中正，吸气时收腹，想象清气沉入丹田，呼气时鼓腹，每次 15 分钟，卯时（05：00 ～ 07：00）练习最佳。
- **注意事项：**注意避风，保证环境安静；饭后 1 小时内避免练习。

4. 不入口的药

- **方法：**睡前用中药泡脚。
- **做法：**宜用适量桑叶、薄荷煮水，睡前泡脚 15 分钟。
- **注意事项：**注意水面没过脚踝，水温控制在 50℃以下，以微汗为宜。

5. 不破皮的针

- **方法：**循经敲击。
- **操作：**空心掌轻轻叩击胆经，从环跳穴沿裤缝至膝阳关穴，持续 10 分钟，在申时（15：00 ～ 17：00）操作最佳。
- **注意事项：**用力适度，以有酸胀感为宜。

（三）湿热质（★★☆）

1. 饮食起居

- 膳食推荐：绿豆车前粥。
- 做法：取适量绿豆、车前草、粳米，共熬粥，可加适量糖调味，随餐代粥，本周食用 2 次。
- 注意事项：本饮品性质偏凉，禁止空腹饮用。

2. 运动锻炼

- 锻炼方式：慢跑。
- 做法：晴天阳光下，保持中低强度慢跑，持续 30 分钟，微微发汗最佳，推荐在申时（15：00 ～ 17：00）进行。
- 注意事项：保持呼吸频率及步伐平稳，微汗为度，汗出后及时更换干爽衣物。避风避寒，慢跑后切勿立马进入空调房。

3. 不入口的药

- 方法：佩戴中药香囊。
- 做法：取适量苍术、石菖蒲、艾叶、佩兰，打粉，装入囊袋。佩戴于胸前或悬挂于床前，每 2 周更换一次粉末，时常揉捻，激发药香。
- 注意事项：粉尘过敏者禁用。

4. 不破皮的针

- 方法：耳穴压豆。
- 操作：取单侧耳穴肺穴、脾穴、三焦穴、风溪穴，王不留行籽贴压，以穴位点有发热、胀痛感为度。建议在专业医师指导下操作。
- 注意事项：每日按压 3 ～ 5 次，每次 2 分钟，隔两日可换对侧耳穴贴压。

（四）阴虚质（★★☆）

1. 饮食起居

- 膳食推荐：槐米玉竹饮。
- 做法：取少许干槐花、玉竹、甘草，沸水焖泡 15 分钟。温服代茶饮用，本周食用 2 次。
- 注意事项：此茶饮性质凉润，若出现食欲不振、腹泻、畏寒等症状，应立即停止服用。

2. 情志调养

- 调养方式：静坐调息。
- 做法：心无旁骛，盘腿或跪坐，臀下垫软垫，脊柱松直，下颌微收，掌心向上轻搭膝头；舌尖抵上颚，鼻吸口呼，吸气绵长，呼气轻缓。每次 15 ～ 30

分钟即可，以酉时（17：00 ～ 19：00）静坐为佳。

- **注意事项：**注意避风，保证环境安静；饭后 1 小时内避免练习。

3. 不入口的药

- **方法：**睡前用中药泡脚。
- **做法：**宜用适量生地黄、玄参、地骨皮煮水，睡前泡脚 15 分钟。
- **注意事项：**注意水面没过脚踝，水温控制在 50℃以下，以微汗为宜。

4. 不破皮的针

- **方法：**穴位按揉。
- **操作：**亥时（21：00 ～ 23：00）按揉曲池穴、血海穴、阴陵泉穴，用拇指指腹贴穴，顺时针按揉 36 圈。
- **注意事项：**按揉穴位时避风，按揉至皮下微热、微微发胀为宜。

（五）平和质、阳虚质、气虚质、痰湿质、血瘀质（★☆☆）

1. 饮食起居

少吃榴莲、芒果、菠萝蜜、荔枝、龙眼等温热水果，少吃鸡肉、鹅肉、乳鸽肉、芹菜、韭菜、香菜、香椿、菌类等生风发物。忌烟禁酒。

2. 运动锻炼

适当运动，注意防风，微汗即止，避免大汗淋漓。

3. 情志调养

保持心情愉悦舒畅，避免生气、烦躁。

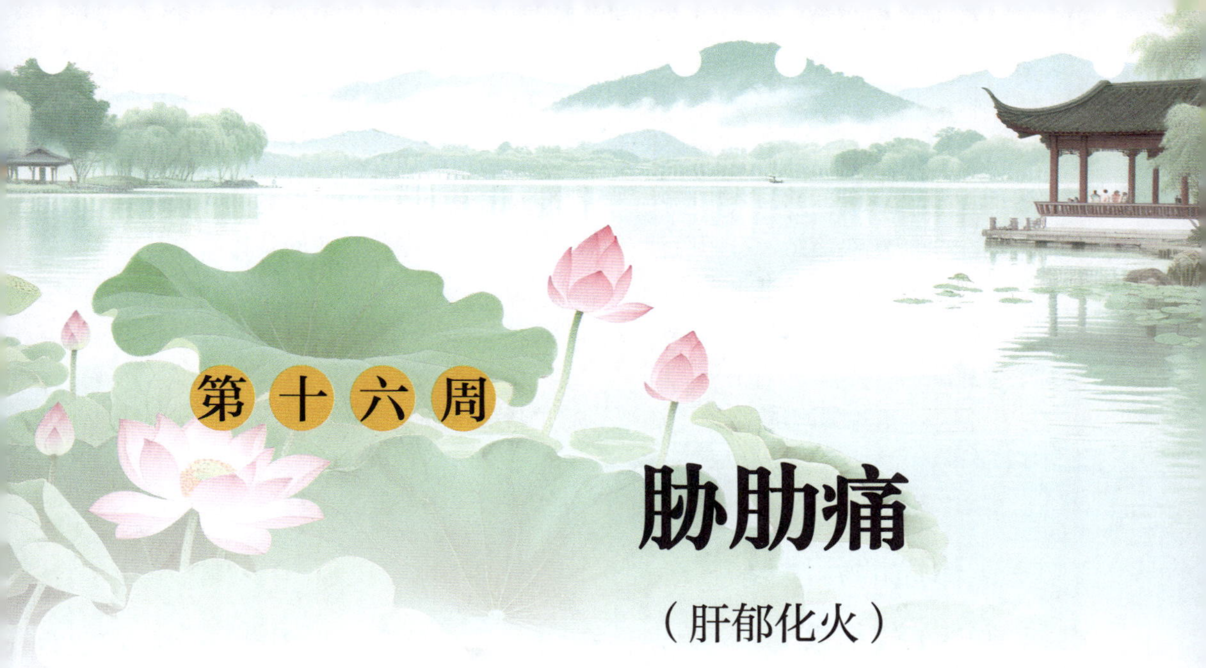

第十六周

胁肋痛

（肝郁化火）

一、历法解析

历法	周一	周二	周三	周四	周五	周六	周日
公历	2026 年 5 月 18 日	2026 年 5 月 19 日	2026 年 5 月 20 日	2026 年 5 月 21 日	2026 年 5 月 22 日	2026 年 5 月 23 日	2026 年 5 月 24 日
农历	马年 四月初二	马年 四月初三	马年 四月初四	马年 四月初五	马年 四月初六	马年 四月初七	马年 四月初八
干支历	丙午年 癸巳月 壬辰日	丙午年 癸巳月 癸巳日	丙午年 癸巳月 甲午日	丙午年 癸巳月 乙未日	丙午年 癸巳月 丙申日	丙午年 癸巳月 丁酉日	丙午年 癸巳月 戊戌日
节气历	立夏三候王瓜生			小满一候苦菜秀			

本周节气：本周节气为立夏三候到小满一候。此时白昼渐长，阳光愈发炽烈，暑气初露锋芒，万物生长繁茂，自然界呈现出一派阳气升发、草木葱茏的景象。

调养重点：根据五运六气理论，本周两火相叠，受岁运太水制约较小，热象渐显，主气相火属肝胆，肝胆经循行于胁肋部位，肝经有热，火热之邪循经上扰，灼伤肝阴，导致木亢火灼、肝阴失养，加之情志不遂，容易出现神经系统的症状，尤其需要注意胁肋痛。

二、体质分析

重点需要注意调养的体质（★★★）	气郁质
次要需要注意调养的体质（★★☆）	湿热质、阴虚质、血瘀质
一般需要注意调养的体质（★☆☆）	平和质、阳虚质、特禀质、痰湿质、气虚质

- **气郁质：**肝气郁结，气机阻滞，本周容易出现胁肋胀痛不舒，情绪烦躁。
- **湿热质：**湿热蕴结，肝胆疏泄不利，尤其在进食湿热性质的食物后容易出现胁肋部灼痛、口苦黏腻。
- **阴虚质：**水不涵木，肝阴不足，络脉失养，尤其在熬夜后容易出现胁肋隐痛、空痛。
- **血瘀质：**瘀血阻滞胁络，不通则痛，尤其在跌打损伤后容易出现胁肋刺痛不适。
- **平和质、阳虚质、特禀质、痰湿质、气虚质：**本周较为平稳。

三、体质调养建议

（一）气郁质（★★★）

1. 饮食起居

- **膳食推荐：**疏肝饮。
- **做法：**取适量柴胡、白芍、陈皮、玫瑰花，沸水冲泡，代茶饮用，本周饮用 3 次。
- **注意事项：**不得空腹饮用。女性经期慎用，孕妇、胃炎患者、花粉过敏者禁用。

2. 运动锻炼

- **锻炼方式：**参考八段锦攒拳怒目增气力式。
- **做法：**同第六周眩晕（阴虚阳亢）的“三、体质调养建议 - 阴虚质 - 运动锻炼”的动作内容，辰时（07：00 ～ 09：00）练习最佳。
- **注意事项：**练功衣着应适宜，练功时、练功后避免吹风，出汗后要避免着凉，练功后不要立即接触冷水。

3. 情志调养

- **调养方式：**五音疗法。
- **做法：**卯时（05：00 ～ 07：00）连续播放 3 遍角调琵琶曲《紫竹调》。
- **注意事项：**呼吸配合音乐节奏进行，如出现身体不适，应立即停止。

4. 不入口的药

- **方法：**佩戴中药香囊。
- **做法：**取适量柴胡、郁金、合欢花、陈皮，打粉装入囊袋。佩戴于胸前或悬挂于床前，每 2 周更换一次粉末，时常揉捻，激发药香。
- **注意事项：**粉尘过敏者禁用。

5. 不破皮的针

- **方法：**耳穴压豆。

• **操作：** 取单侧耳穴肝穴、胆穴、神门穴、皮质下穴，王不留行籽贴压，以穴位点有发热、胀痛感为度。建议在专业医师指导下操作。

• **注意事项：** 每日按压 3 ～ 5 次，每次 2 分钟，隔两日可换对侧耳穴贴压。

6. 备药建议

• **中成药：** 逍遥丸。

• **功效：** 疏肝健脾，养血调经。

• **适应证：** 肝气不舒所致的郁闷不舒、胸胁胀痛、头晕目眩、食欲减退、月经不调。建议在医师指导下使用。

（二）湿热质（★★☆）

1. 饮食起居

• **膳食推荐：** 赤小豆薏苡仁茶。

• **做法：** 取适量赤小豆、薏苡仁，将赤小豆、薏苡仁放于锅中小火翻炒至稍变焦后，沸水冲泡代茶饮，本周宜饮用 3 次。

• **注意事项：** 避免与寒凉食物（如冷饮、西瓜）同食，以免伤脾胃。孕妇慎用。

2. 运动锻炼

• **锻炼方式：** 慢跑。

• **做法：** 晴天阳光下，保持中低强度慢跑，持续 30 分钟，微微发汗最佳，推荐在申时（15：00 ～ 17：00）进行。

• **注意事项：** 保持呼吸频率及步伐平稳，微汗为度，汗出后及时更换干爽衣物。避风避寒，慢跑后切勿立马进入空调房。

3. 情志调养

• **调养方式：** 五音疗法。

• **做法：** 巳时（09：00 ～ 11：00）连续播放 3 遍角调音乐《江南丝竹》，聆听时闭目、静心配合腹式深呼吸。

• **注意事项：** 呼吸配合音乐节奏进行，如出现身体不适，应立即停止。

4. 不破皮的针

• **方法：** 刮痧。

• **操作：** 涂抹适量刮痧油后，用牛角板沿脊背部膀胱经从上向下轻刮，可分段刮痧，出痧即止。申时（15：00 ～ 17：00）操作为宜。

• **注意事项：** 不可大面积暴力刮痧，循经小范围刮痧即可。刮痧后需避风寒，当天勿洗澡。建议在专业医师指导下进行。

（三）阴虚质（★★☆）

1. 饮食起居

- 膳食推荐：黄花菜炖瘦肉汤。
- 做法：取适量干黄花菜、瘦肉，干黄花菜浸泡，瘦肉切薄片，一起加水炖煮，适当调味。随餐食用，本周食用 2 次。
- 注意事项：孕妇、哺乳期女性禁用。

2. 运动锻炼

- 锻炼方式：参考八段锦摇头摆尾去心火式。
- 做法：同第三周失眠（心肾不交）的“三、体质调养建议 - 阴虚质 - 运动锻炼”的动作内容，申时（15：00 ～ 17：00）练习最佳。
- 注意事项：过饱、过饥时均不可练功；练功时注意呼吸与动作配合，全套动作以缓慢、微汗为佳。

3. 不入口的药

- 方法：睡前用中药泡脚。
- 做法：用适量生地黄、白芍、知母、栀子煮水，睡前泡脚 15 分钟。
- 注意事项：注意水面没过脚踝，水温控制在 50℃以下，以微汗为宜。

4. 不破皮的针

- 方法：耳穴压豆。
- 操作：取单侧耳穴肝穴、肾穴、神门穴、交感穴，王不留行籽贴压，以穴位点有发热、胀痛感为度。建议在专业医师指导下操作。
- 注意事项：每日按压 3 ～ 5 次，每次 2 分钟，隔两日可换对侧耳穴贴压。

（四）血瘀质（★★☆）

1. 饮食起居

- 膳食推荐：山楂玫瑰茶。
- 做法：取少许焦山楂片、玫瑰花、陈皮，沸水冲泡，饭后代茶饮，本周食用 3 次。
- 注意事项：不得空腹饮用。女性经期慎用，孕妇、胃炎患者、花粉过敏者禁用。

2. 运动锻炼

- 锻炼方式：参考八段锦左右开弓似射雕式。
- 做法：同第三周失眠（心肾不交）的“三、体质调养建议 - 气郁质 - 运动锻炼”的动作内容，辰时（07：00 ～ 09：00）练习最佳。
- 注意事项：练功衣着应适宜，练功时、练功后避免吹风，出汗后要避免着凉，练功后不要立即接触冷水。

3. 不入口的药

- 方法：睡前用中药泡脚。
- 做法：宜用适量鸡血藤、红花、川芎煮水，睡前泡脚 15 分钟。
- 注意事项：注意水面没过脚踝，水温控制在 50℃以下，以微汗为宜。女性经期慎用，孕妇禁用。

（五）平和质、阳虚质、特禀质、痰湿质、气虚质（★☆☆）

1. 饮食起居

少吃辣椒、花椒、生姜、蒜等辛辣之品，肥肉、油炸等油腻黏滞之品，冰饮、冰西瓜等生冷之品。

2. 运动锻炼

适当运动，避免因剧烈运动导致汗出过多。

3. 情志调养

避免情绪剧烈波动，多参与轻松愉快的活动。

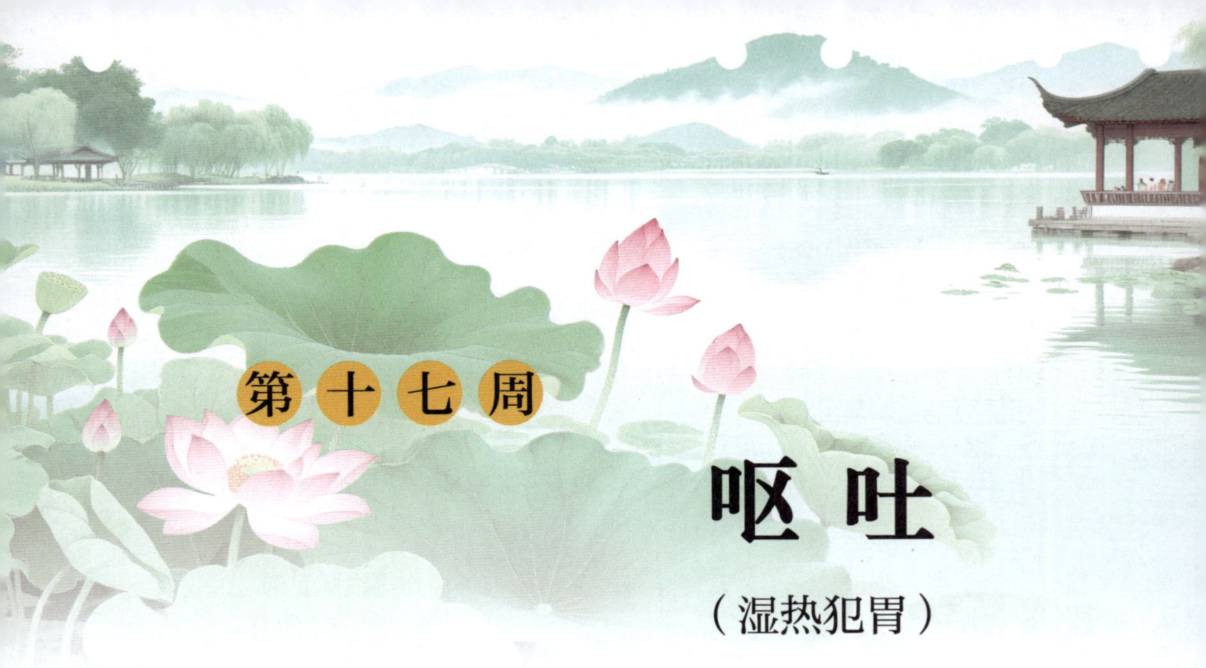

第十七周

呕吐

（湿热犯胃）

一、历法解析

历法	周一	周二	周三	周四	周五	周六	周日
公历	2026 年 5 月 25 日	2026 年 5 月 26 日	2026 年 5 月 27 日	2026 年 5 月 28 日	2026 年 5 月 29 日	2026 年 5 月 30 日	2026 年 5 月 31 日
农历	马年 四月初九	马年 四月初十	马年 四月十一	马年 四月十二	马年 四月十三	马年 四月十四	马年 四月十五
干支历	丙午年 癸巳月 己亥日	丙午年 癸巳月 庚子日	丙午年 癸巳月 辛丑日	丙午年 癸巳月 壬寅日	丙午年 癸巳月 癸卯日	丙午年 癸巳月 甲辰日	丙午年 癸巳月 乙巳日
节气历	小满一候 苦菜秀	小满二候靡草死					小满三候 麦秋至

本周节气：本周小满节气乃小得盈满，感阳而生者则生长旺盛，而对于感阴而生的靡草如葶苈，因至阴而生，不胜至阳皆会凋零。此时北方小麦进入乳熟后期；华南、江南进入下雨集中期，呈现小满大满江河满的水乡景色。

调养重点：根据五运六气理论，本周土气郁滞，君相二火循经直犯胃肠，脾土壅滞与湿热交蒸阻滞中焦，中焦升降失常，终致胃失和降、脾失健运，加之饮食甜腻，容易出现消化系统的症状，尤其需注意消化滞涩、呕吐频发等。

二、体质分析

重点需要注意调养的体质（★★★）	湿热质
次要需要注意调养的体质（★★☆）	痰湿质、气郁质、气虚质
一般需要注意调养的体质（★☆☆）	平和质、阳虚质、特禀质、阴虚质、血瘀质

- **湿热质：** 湿热犯胃，胃气上逆，本周容易出现恶心、呕吐、口苦。
- **痰湿质：** 痰湿阻滞，胃气上逆，尤其在进食肥厚食物后易出现脘痞腹胀、恶心、呕吐。
- **气郁质：** 气郁中焦，浊气上逆，尤其在情志不畅后容易出现胸闷、腹胀。
- **气虚质：** 气虚运化无力，脾虚失摄，尤其在剧烈运动后易出现食后腹胀、嗳气、呕恶。
- **平和质、阳虚质、特禀质、阴虚质、血瘀质：** 本周较为平稳。

三、体质调养建议

（一）湿热质（★★★）

1. 饮食起居

- **膳食推荐：** 陈皮薄荷饮。
- **做法：** 取少许紫苏叶、薄荷、陈皮，沸水冲泡，代茶饮，本周食用 3 次。
- **注意事项：** 避免与寒凉食物（如冷饮、西瓜）同食，以免伤脾胃。

2. 运动锻炼

- **锻炼方式：** 参考八段锦调理脾胃须单举式。
- **做法：** 同第一周腹胀（脾虚湿困）的“三、体质调养建议 - 痰湿质 - 运动锻炼”的动作内容，辰时（07：00 ～ 09：00）练习最佳。
- **注意事项：** 过饱、过饥时均不可练功；练功时注意呼吸与动作配合，全套动作以缓慢、微汗为佳。

3. 情志调养

- **调养方式：** 静坐调息。
- **做法：** 心无旁骛，盘腿或跪坐，臀下垫软垫，脊柱松直，下颌微收，掌心向上轻搭膝头；舌尖抵上颚，鼻吸口呼，吸气绵长，呼气轻缓。每次 15 ～ 30 分钟即可，以酉时（17：00 ～ 19：00）静坐最佳。
- **注意事项：** 注意避风，保证环境安静；饭后 1 小时内避免练习。

4. 不入口的药

- **方法：** 佩戴中药香囊。

- 做法：取适量苍术、黄柏、降香打粉混合，置于香囊袋中。将香囊佩戴于胸前或悬挂于床前，每 2 周更换一次粉末，时常揉捻，激发药香。
- 注意事项：粉尘过敏者禁用。

5. 不破皮的针

- 方法：穴位按揉。
- 操作：辰时（07：00 ～ 09：00）按揉足三里穴、丰隆穴，用拇指指腹贴穴，每个穴位顺时针按揉 36 圈。
- 注意事项：按揉穴位时避风，按揉至皮下微热、微微发胀为宜。

6. 备药建议

- 中成药：香砂养胃丸。
- 功效：温中和胃。
- 适应证：胃阳不足、湿阻气滞所致的胃痛、痞满，症见胃痛隐隐、脘闷不舒、呕吐酸水、嘈杂不适、不思饮食、四肢倦怠。建议在医师指导下使用。

（二）痰湿质（★★☆）

1. 饮食起居

- 膳食推荐：陈皮茯苓山楂茶。
- 做法：取陈皮、茯苓、炒山楂少许，沸水焖泡 20 分钟。饭后代茶饮用，本周饮用 3 次。
- 注意事项：不得空腹饮用。

2. 运动锻炼

- 锻炼方式：参考五禽戏的熊戏。
- 做法：熊运，腰腹画圆摇晃，双拳沿肋腹循环画圆，动作缓慢沉稳，重心左右转换。熊晃，提髋迈步，重心前后移动，双臂前后摆动，模仿熊行步态。左右交替各 8 次，每次 15 分钟，在申时（15：00 ～ 17：00）进行最佳。
- 注意事项：全身放松，动作自然，呼吸深长与动作同步。练功衣着应适宜，练功时、练功后避免吹风，出汗后要避免着凉，练功后不要立即接触冷水。

3. 不入口的药

- 方法：熏苍术线香。
- 用法：熏香静坐，静心嗅气，持续 20 ～ 30 分钟，于巳时（09：00 ～ 11：00）最佳。本周熏香 3 次。
- 注意事项：有鼻炎、咽炎病史及不喜烟熏者禁用。

4. 不破皮的针

- 方法：穴位拔罐。

- **操作：**选取中脘穴、下脘穴、天枢穴，用抽气罐吸附穴位，留罐 5 ～ 8 分钟（皮肤潮红为度），申时（15：00 ～ 17：00）操作最佳。
- **注意事项：**拔罐后应注意避风寒，当天勿洗澡。建议在专业医师指导下进行。

（三）气郁质（★★☆）

1. 饮食起居

- **膳食推荐：**佛手麦芽瘦肉汤。
- **做法：**取少许佛手、炒麦芽、瘦肉，调味后炖煮 1 小时。随餐温服，本周食用 2 次。
- **注意事项：**孕妇、哺乳期女性禁用。

2. 运动锻炼

- **锻炼方式：**参考五禽戏的鹿戏。
- **做法：**同第十二周心烦、心悸（阴虚火旺）的“三、体质调养建议 - 气郁质 - 运动锻炼”的动作内容，在申时（15：00 ～ 17：00）进行最佳。
- **注意事项：**全身放松，动作自然，呼吸深长与动作同步。全套动作以缓慢、微汗为宜。练功衣着应适宜，注意避风，练功后不要立即接触冷水。

3. 情志调养

- **调养方式：**调息静坐。
- **做法：**坐位双手按压双侧期门穴，力度以酸胀为宜，配合深呼吸，在申时（15：00 ～ 17：00）进行最佳。
- **注意事项：**注意避风，保证环境安静；饭后 1 小时内避免练习。

4. 不入口的药

- **方法：**中药香囊。
- **做法：**取适量苍术、佩兰、丁香、吴茱萸打粉混合，置于香囊袋中。将香囊佩戴于胸前或悬挂于床前，每 2 周更换一次粉末，时常揉捻，激发药香。
- **注意事项：**粉尘过敏者禁用。

5. 不破皮的针

- **方法：**耳穴压豆。
- **操作：**取单侧耳穴肝穴、胆穴、胃穴、脾穴、交感穴、神门穴，王不留行籽贴压，以穴位点有发热、胀痛感为度。建议在专业医师指导下操作。
- **注意事项：**每日按压 3 ～ 5 次，每次 2 分钟，隔两日可换对侧耳穴贴压。

（四）气虚质（★★☆）

1. 饮食起居

- 膳食推荐：扁豆莲子鸭肉汤。
- 做法：取适量白扁豆、莲子、鸭肉，鸭肉焯水去腥后加适量调味品，与白扁豆、莲子共炖 1.5 小时。随餐本周食用 1 次。
- 注意事项：痛风患者建议少食。

2. 不入口的药

- 方法：睡前用中药泡脚。
- 做法：可用适量黄芪、白术、茯苓、藿香煮水，睡前泡脚 20 分钟。
- 注意事项：注意水面没过脚踝，水温控制在 50℃以下，以微汗为宜。

3. 不破皮的针

- 方法：循经敲击。
- 操作：空心掌轻轻叩击脾经，从足大趾内侧沿小腿内侧敲打至腹股沟，持续 10 分钟，在巳时（09：00 ～ 11：00）操作最佳。
- 注意事项：用力适度，以有酸胀感为宜。

（五）平和质、阳虚质、特禀质、阴虚质、血瘀质（★☆☆）

1. 饮食起居

- 少吃水果、冷饮等生冷之品，羊肉、狗肉等温阳之品，肥肉、蛋糕、年糕等黏腻厚味。
- 汗出后忌冷水冲洗，避免久处地下室、雨后湿地。

2. 运动锻炼

忌剧烈运动、正午外出活动。适宜小动作和缓运动，避免大汗淋漓。

3. 情志调养

避免与人争执或过度兴奋以及“钻牛角尖”。

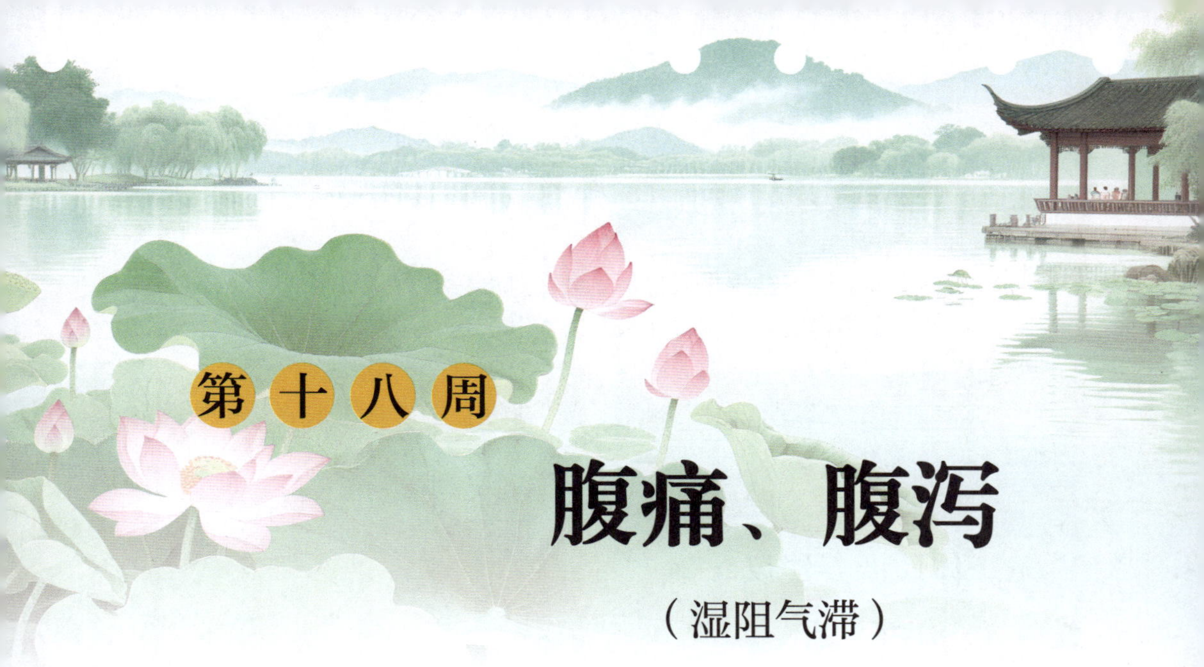

第十八周

腹痛、腹泻

（湿阻气滞）

一、历法解析

历法	周一	周二	周三	周四	周五	周六	周日
公历	2026 年 6 月 1 日	2026 年 6 月 2 日	2026 年 6 月 3 日	2026 年 6 月 4 日	2026 年 6 月 5 日	2026 年 6 月 6 日	2026 年 6 月 7 日
农历	马年 四月十六	马年 四月十七	马年 四月十八	马年 四月十九	马年 四月二十	马年 四月廿一	马年 四月廿二
干支历	丙午年 癸巳月 丙午日	丙午年 癸巳月 丁未日	丙午年 癸巳月 戊申日	丙午年 癸巳月 己酉日	丙午年 甲午月 庚戌日	丙午年 甲午月 辛亥日	丙午年 甲午月 壬子日
节气历	小满三候麦秋至				芒种一候螳螂生		

本周节气： 本周正处于阳盛阴萌之际，感阳而荣者旺盛生长的同时，自然界也有阴气初动，螳螂于去岁深秋产卵，至芒种时节感一阴微动而破卵生，其卵壳也是一味名为桑螵蛸的中药。

调养重点： 根据五运六气理论，本周天地热势亢盛，易生脾土壅滞；合岁水太过反侮脾土以致中焦升降失常，若此时因天热而饮食生冷之物，脾土夹于寒热之间，清阳不升则飧泄，浊阴不降则腹痛，易出现消化系统的症状，尤其需注意湿阻气滞导致的腹痛、腹泻。

二、体质分析

重点需要注意调养的体质（★★★）	痰湿质
次要需要注意调养的体质（★★☆）	气虚质、湿热质、阳虚质
一般需要注意调养的体质（★☆☆）	平和质、阴虚质、特禀质、气郁质、血瘀质

- 痰湿质：痰湿困阻，脾胃升降失司，本周容易出现脘腹胀满、腹泻、便溏。
- 气虚质：脾虚湿困，气化无权，尤其在过度劳累后容易出现腹泻、腹痛。
- 湿热质：湿热内蕴，肠腑传化失常，尤其在进食湿热性质的食物后容易出现腹痛、腹泻。
- 阳虚质：阳气不足，温煦失职，尤其在进食生冷食物后容易出现腹痛、腹泻。
- 平和质、阴虚质、特禀质、气郁质、血瘀质：本周较为平稳。

三、体质调养建议

（一）痰湿质（★★★）

1. 饮食起居

- 膳食推荐：木瓜蒸糕。
- 做法：木瓜切粒，与面粉、牛奶、糖共搅拌，上蒸屉大火蒸 40 分钟，取出晾凉后食用。宜辰时（07：00 ～ 09：00）食用。早餐代餐食用，本周食用 2 次。
- 注意事项：乳糖不耐受者可将牛奶换成豆浆；木瓜过敏者禁食。

2. 运动锻炼

- 锻炼方式：慢跑。
- 做法：晴天阳光下，保持中低强度慢跑，持续 30 分钟，微微发汗最佳，推荐在申时（15：00 ～ 17：00）进行。
- 注意事项：保持呼吸频率及步伐平稳，微汗为度，汗出后及时更换干爽衣物。避风避寒，慢跑后切勿马上进入空调房。

3. 情志调养

- 调养方式：五音疗法。
- 做法：未时（13：00 ～ 15：00）连续播放 3 遍《禅院钟声》宫调古筝曲。
- 注意事项：呼吸配合音乐节奏进行，如出现身体不适，应立即停止。

4. 不入口的药

- 方法：睡前泡脚。
- 做法：宜用藿香正气水 3 ～ 5 支兑入温水中，睡前泡脚 15 分钟。
- 注意事项：注意水面没过脚踝，水温控制在 50℃以下，以微汗为宜。

5. 不破皮的针

- 方法：穴位按揉。
- 操作：辰时（07：00 ～ 09：00）按揉足三里穴、阴陵泉穴，用拇指指腹贴穴，顺时针按揉 36 圈。

- **注意事项：**按揉穴位时避风，按揉至皮下微热、微微发胀为宜。

6. 备药建议

- **中成药：**香砂养胃丸。
- **功效：**温中和胃。
- **适应证：**胃阳不足、湿阻气滞所致的胃痛、痞满，症见胃痛隐隐、脘闷不舒、呕吐酸水、嘈杂不适、不思饮食、四肢倦怠。建议在医师指导下使用。

（二）气虚质（★★☆）

1. 饮食起居

- **膳食推荐：**大麦煮米粥。
- **做法：**粳米煮粥，煮粥时将大麦粉用清水调匀后慢慢倒入米粥中，可加适量红糖调味，随餐作粥服，本周食用 2 次。
- **注意事项：**避免与寒凉食物（如冷饮、西瓜）同食，以免伤脾胃。

2. 运动锻炼

- **锻炼方式：**参考八段锦调理脾胃须单举式。
- **做法：**同第一周腹胀（脾虚湿困）的“三、体质调养建议 - 痰湿质 - 运动锻炼”的动作内容，辰时（07：00 ～ 09：00）练习最佳。
- **注意事项：**练功衣着应适宜，练功时、练功后避免吹风，出汗后要避免着凉，练功后不要立即接触冷水。

3. 不入口的药

- **方法：**睡前用中药泡脚。
- **做法：**可用适量黄芪、白术、茯苓、藿香煮水，睡前泡脚 20 分钟。
- **注意事项：**注意水面没过脚踝，水温控制在 50℃以下，以微汗为宜。

4. 不破皮的针

- **方法：**耳穴压豆。
- **操作：**取单侧耳穴脾穴、胃穴、大肠穴、神门穴，王不留行籽贴压，以穴位点有发热、胀痛感为度。建议在专业医师指导下操作。
- **注意事项：**每日按压 3 ～ 5 次，每次 2 分钟，隔两日可换对侧耳穴贴压。

（三）湿热质（★★☆）

1. 饮食起居

- **膳食推荐：**五叶芦根饮。
- **做法：**取薄荷叶、藿香叶、荷叶、枇杷叶、佩兰叶、鲜芦根、冬瓜少许。先煮枇杷叶、冬瓜 5 分钟，再入其他各物同煎 10 分钟，可适当加冰糖调味。

代茶饮，本周饮用 2 次。

- **注意事项：**糖尿病患者勿加冰糖。

2. 运动锻炼

- **锻炼方式：**散步。
- **做法：**巳时（09：00 ～ 11：00）散步 20 分钟左右。散步时眺望远方。
- **注意事项：**避风寒，微汗为宜，晴天出行。

3. 不破皮的针

- **方法：**循经敲击。
- **操作：**空心掌轻轻叩击胆经，从环跳穴沿裤缝至膝阳关穴，持续 10 分钟，在申时（15：00 ～ 17：00）操作最佳。
- **注意事项：**用力适度，以有酸胀感为宜。

（四）阳虚质（★★☆）

1. 饮食起居

- **方法：**晒背补阳。
- **做法：**晴天时，于巳时（09：00 ～ 11：00）前阳光温暖时，背对太阳静坐 15 分钟。
- **注意事项：**注意避风，并在晒背后喝适量淡盐水补充津液。

2. 运动锻炼

- **锻炼方式：**参考八段锦两手攀足固肾腰式。
- **做法：**同第一周腹胀（脾虚湿困）的“三、体质调养建议 - 阳虚质 - 运动锻炼”的动作内容，在申时（15：00 ～ 17：00）练习最佳。
- **注意事项：**练功衣着应适宜，练功时、练功后避免吹风，出汗后要避免着凉，练功后避免立即接触冷水。

3. 情志调养

- **调养方式：**音乐疗法。
- **做法：**午时（11：00 ～ 13：00）连续播放 3 遍《百鸟朝凤》徵调唢呐曲。
- **注意事项：**呼吸配合音乐节奏进行，如出现身体不适，应立即停止。

4. 不入口的药

- **方法：**佩戴中药香囊。
- **做法：**取适量丁香、肉桂、苍术、砂仁，打粉混合，置于香囊袋中。将香囊佩戴于胸前或悬挂于床前，每 2 周更换一次粉末，时常揉捻，激发药香。
- **注意事项：**粉尘过敏者禁用。

5. 不破皮的针

- **方法：**摩腹。

- **操作：** 掌心顺时针摩腹36圈，再逆时针24圈，配合点按中脘穴、天枢穴，每次10分钟，巳时（09：00～11：00）进行最佳。
- **注意事项：** 饭后半小时后进行，注意动作轻柔，避免暴力按压腹部。

（五）平和质、阴虚质、特禀质、气郁质、血瘀质（★☆☆）

1. 饮食起居

- 少吃冷饮、冰激凌等生冷之品，烧烤、火锅、芒果、榴莲、菠萝蜜等脂膏厚味及辣椒等辛辣的食物。
- 进食、饮水宜缓慢。避免短时间内大量饮水，运动后忌猛灌冷水，宜少量多次饮温水。
- 禁忌滥用艾灸，避免自行使用寒凉药物，如黄连等苦寒性的药物。

2. 运动锻炼

忌在正午时间进行高强度、剧烈运动。运动后忌摄入冷饮及洗冷水澡。

3. 情志调养

避免情绪剧烈波动与过度思虑，多做心情愉悦的事情。

第十九周

胸闷、心中懊侬

（湿热扰心）

一、历法解析

历法	周一	周二	周三	周四	周五	周六	周日
公历	2026 年 6 月 8 日	2026 年 6 月 9 日	2026 年 6 月 10 日	2026 年 6 月 11 日	2026 年 6 月 12 日	2026 年 6 月 13 日	2026 年 6 月 14 日
农历	马年 四月廿三	马年 四月廿四	马年 四月廿五	马年 四月廿六	马年 四月廿七	马年 四月廿八	马年 四月廿九
干支历	丙午年 甲午月 癸丑日	丙午年 甲午月 甲寅日	丙午年 甲午月 乙卯日	丙午年 甲午月 丙辰日	丙午年 甲午月 丁巳日	丙午年 甲午月 戊午日	丙午年 甲午月 己未日
节气历	芒种一候螳螂生		芒种二候鵙始鸣				

本周节气： 芒种第一候，阳气旺盛，阴气始动，肝木当令，宜疏泄调达；第二候鵙始鸣，心火渐盛，易耗气阴，需清心养肺。

调养重点： 根据五运六气理论，本周火气亢盛，气候炎热。现代人多逸少劳，常过食生冷，体内湿气较重，加之天气炎热而使得湿热之邪郁于胸膈，热扰心神，容易出现神经 - 内分泌系统的病症，尤其需要关注烦躁、懊侬、潮热等症状。

二、体质分析

重点需要注意调养的体质（★★★）	湿热质
次要需要注意调养的体质（★★☆）	气郁质、阴虚质、痰湿质
一般需要注意调养的体质（★☆☆）	平和质、阳虚质、气虚质、血瘀质、特禀质

- **湿热质：**湿热内蕴，湿阻气机，热扰心神，本周容易出现胸闷、心烦、潮热。
- **气郁质：**平素肝气郁结，现易郁而化火，尤其在情志不遂时易出现胸胁胀痛、烦躁。
- **阴虚质：**平素阴虚内热、易上火，尤其过食温燥食物后，容易失眠、口干、口苦。
- **痰湿质：**素体肥胖，代谢较慢，尤其在过食油腻食物后，易出现口黏、痰多、口苦、口臭。
- **平和质、阳虚质、气虚质、血瘀质、特禀质：**本周较为平稳。

三、体质调养建议

（一）湿热质（★★★）

1. 饮食起居

- **膳食推荐：**绿豆汤。
- **做法：**绿豆浸泡 1 小时后煮沸至汤变色而绿豆未开花，少量冰糖调味。作为餐后饮品饮用，本周建议服用 4 天。
- **注意事项：**本饮品性质偏凉，禁止空腹饮用。可用冰糖、黄冰糖调味，不放白砂糖。糖尿病患者不加糖。

2. 运动锻炼

- **锻炼方式：**参考八段锦摇头摆尾去心火式。
- **做法：**同第三周失眠（心肾不交）的“三、体质调养建议 - 阴虚质 - 运动锻炼”的内容，午时（11：00 ～ 13：00）练习效果最佳。
- **注意事项：**注意呼吸与动作配合，全套动作以缓慢、微汗为宜。练功衣着应适宜，注意避风，练功后不要立即接触冷水。

3. 情志调养

- **调养方式：**五音疗法。
- **做法：**巳时（09：00 ～ 11：00）连续播放 3 遍角调《江南丝竹》。
- **注意事项：**呼吸配合音乐节奏进行，如出现身体不适，应立即停止。

4. 不入口的药

- **方法：**睡前泡脚。
- **做法：**热水中放入少量食盐，睡前泡脚 15 分钟。
- **注意事项：**注意水面没过脚踝，水温控制在 50℃以下，以微汗为宜。

5. 不破皮的针

- **方法：**循经敲击。

- **操作：**空心掌轻轻叩击胆经，自环跳穴沿裤缝敲至膝阳关穴，持续10分钟，在午时（11：00～13：00）操作最佳。
- **注意事项：**用力适度，以有酸胀感为宜。

6. 备药建议

- **中成药：**丹栀逍遥丸。
- **功效：**疏肝解郁，清热调经。
- **适应证：**肝郁化火，胸胁胀痛，烦闷急躁，颊赤口干，食欲不振，或有潮热者。建议在医师指导下使用。

（二）气郁质（★★☆）

1. 饮食起居

- **膳食推荐：**玫瑰佛手饮。
- **做法：**取适量玫瑰、佛手、陈皮、甘草，用80℃温开水焖泡10分钟即可。巳时（09：00～11：00）温服最佳，本周饮用3次。
- **注意事项：**女性经期慎用，孕妇禁用。

2. 运动锻炼

- **锻炼方式：**爬山。
- **做法：**选择附近视野开阔、海拔不高的山攀爬，登高而歌，抒发郁闷之气。辰时（07：00～09：00）爬山，本周爬山1次即可。
- **注意事项：**选择天气晴朗时爬山，及时下山，避免高温日晒过久。

3. 情志调养

- **调养方式：**抄书练字。
- **做法：**每日任意时间段选取1小时以上的时间，于安静环境中练字，一笔一画，不急不躁。
- **注意事项：**练字过程中注意每30分钟起身休息远眺，注视绿色植物。

4. 不破皮的针

- **方法：**耳穴压豆。
- **操作：**取单侧耳穴肝穴、心穴、神门穴、皮质下穴，王不留行籽贴压，以穴位点有发热、胀痛感为度。建议在专业医师指导下操作。
- **注意事项：**每日按压3～5次，每次2分钟，隔2日可换对侧耳穴贴压。

（三）阴虚质（★★☆）

1. 饮食起居

- **膳食推荐：**百合莲子羹。
- **做法：**取百合、莲子、银耳适量，泡发银耳后与其他食材一起炖煮30分钟。早餐代餐食用，本周服用 3 次。

- **注意事项：**外感期间不建议服用。

2. 运动锻炼

- **锻炼方式：**参考八段锦摇头摆尾去心火式。
- **做法：**同第三周失眠（心肾不交）的“三、体质调养建议 - 阴虚质 - 运动锻炼”的动作内容，午时（11：00 ～ 13：00）练习效果最佳。
- **注意事项：**注意呼吸与动作配合，全套动作以缓慢、微汗为宜。练功衣着应适宜，注意避风，练功后不要立即接触冷水。

3. 不破皮的针

- **方法：**穴位按揉。
- **操作：**戌时（19：00 ～ 21：00）按揉内关、足三里、足三阴交、太溪穴，用拇指指腹贴穴，每个穴位顺时针按揉 36 圈。
- **注意事项：**按揉穴位时避风，按揉至皮下微热、微微发胀为宜。

（四）痰湿质（★★☆）

1. 饮食起居

- **膳食推荐：**陈皮山楂茶。
- **做法：**取适量陈皮、山楂、荷叶、黑茶，用 80℃温开水焖泡 10 分钟即可。巳时（09：00 ～ 11：00）温服最佳。本周服用 3 次。
- **注意事项：**不得空腹服用。

2. 运动锻炼

- **锻炼方式：**散步。
- **做法：**巳时（09：00 ～ 11：00）散步 20 分钟左右。散步时眺望远方。
- **注意事项：**避风寒，微汗为宜，晴天出行。

3. 不入口的药

- **方法：**佩戴中药香囊。
- **做法：**取适量苍术、木香、厚朴、砂仁、薄荷，打粉后装入囊袋。将香囊挂于膻中穴处，每日佩戴。每 2 周更换一次粉末，时时揉搓。
- **注意事项：**粉尘过敏者禁用。

4. 不破皮的针

- **方法：**摩腹。
- **操作：**掌心顺时针摩腹 36 圈，再逆时针 24 圈，配合点按中脘、天枢穴，每次 10 分钟。
- **注意事项：**饭后半小时后进行，注意动作轻柔，避免暴力按压腹部。

（五）平和质、阳虚质、气虚质、血瘀质、特禀质（★☆☆）

1. 饮食起居

- 少吃水果、冷饮、冰激凌等生冷之品，少食红枣、阿胶、黄芪、人参等温补之品。
- 禁止滥用艾灸，避免自行使用寒凉药物，如黄连等苦寒药物。

2. 运动锻炼

不宜在夜间、正午时进行高强度剧烈运动、大量出汗。运动后忌大量喝冷饮、立刻洗冷水澡。

3. 情志调养

避免情绪剧烈波动与过度思虑，多做心情愉悦之事。时间充裕时可每周爬山1次，疏肝解郁、强筋健骨。

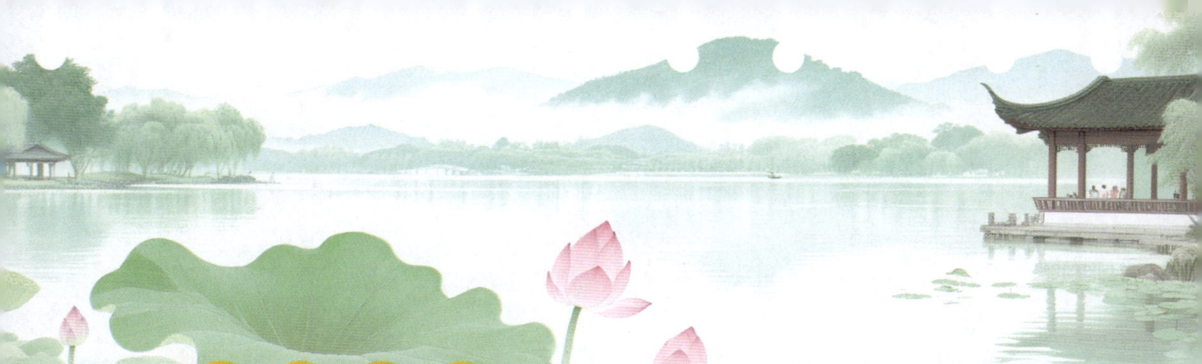

第二十周

目赤

（肝胆湿热）

一、历法解析

历法	周一	周二	周三	周四	周五	周六	周日
公历	2026 年 6 月 15 日	2026 年 6 月 16 日	2026 年 6 月 17 日	2026 年 6 月 18 日	2026 年 6 月 19 日	2026 年 6 月 20 日	2026 年 6 月 21 日
农历	马年 五月初一	马年 五月初二	马年 五月初三	马年 五月初四	马年 五月初五	马年 五月初六	马年 五月初七
干支历	丙午年 甲午月 庚申日	丙午年 甲午月 辛酉日	丙午年 甲午月 壬戌日	丙午年 甲午月 癸亥日	丙午年 甲午月 甲子日	丙午年 甲午月 乙丑日	丙午年 甲午月 丙寅日
节气历	芒种三候反舌无声						夏至一候 鹿角解

本周节气： 本周从芒种向夏至过渡。随着夏季到来，阳气不断壮大，阴气也在悄然生长，此时正属于阳盛阴萌之际。

调养重点： 根据五运六气理论，本周火气亢盛，湿热交加。现代人因习惯熬夜、长期使用电子屏幕而损耗肝阴，再加上天气炎热的影响，肝火较旺或湿热阻滞肝经，循肝经上攻目系，因此容易出现眼部疾病，尤其需注意目涩赤痛、迎风流泪等。

二、体质分析

重点需要注意调养的体质（★★★）	湿热质
次要需要注意调养的体质（★★☆）	气郁质、阴虚质、痰湿质
一般需要注意调养的体质（★☆☆）	平和质、阳虚质、气虚质、血瘀质、特禀质

- **湿热质：**湿热阻滞肝经，肝开窍于目，湿热循经上攻目络，出现目赤、目涩等症状。
- **气郁质：**生活压力过大，肝气郁结，尤其在情志不遂时，容易出现眼眶胀痛、视物模糊。
- **阴虚质：**平素阴虚内热、易上火，尤其在过食温燥食物后，容易失眠、眼睛酸涩。
- **痰湿质：**代谢较慢，尤其在过食油腻食物后，容易出现头脑昏沉、视物模糊。
- **平和质、阳虚质、气虚质、血瘀质、特禀质：**本周较为平稳。

三、体质调养建议

（一）湿热质（★★★）

1. 饮食起居

- **膳食推荐：**丝瓜豆腐汤。
- **方法：**取适量丝瓜、嫩豆腐，炒熟后，加水煮汤 15 分钟以上。午餐代餐食用，本周饮用 3 次。
- **注意事项：**不加辣椒、胡椒等香辛料。

2. 运动锻炼

- **锻炼方式：**骑行。
- **做法：**骑行 30 分钟左右，休闲放松，白天均可。
- **注意事项：**避免在高温日晒的时候外出骑行，防止中暑；选择较为平坦的路线，避免过度劳累，注意补充水分和电解质。

3. 情志调养

- **调养方式：**五音疗法。
- **做法：**巳时（09：00 ～ 11：00）连续播放 3 遍角调《胡笳十八拍》。
- **注意事项：**呼吸配合音乐节奏进行，如出现身体不适，应立即停止。

4. 不入口的药

- **方法：**中药冷敷。
- **做法：**用适量桑叶、菊花煮水，拿毛巾浸润，待放温后，敷于眼睛上，5 分钟后拿下，在亥时（21：00 ～ 23：00）进行最佳。
- **注意事项：**温度适宜，不可太低。

5. 不破皮的针

- **方法：**耳穴压豆。
- **操作：**取单侧耳穴肝穴、心穴、眼穴、内分泌穴，王不留行籽贴压，以穴位点有发热、胀痛感为度。建议在专业医师指导下操作。

- **注意事项：** 每日按压 3 ～ 5 次，每次 2 分钟，隔 2 日可换对侧耳穴贴压。

6. 备药建议

- **中成药：** 上清丸。
- **功效：** 清热散风，解毒，通便。
- **适应证：** 头晕耳鸣，目赤，鼻窦炎，口舌生疮，牙龈肿痛，大便秘结。建议在医师指导下使用。

（二）气郁质（★★☆）

1. 饮食起居

- **膳食推荐：** 决明子菊花茶。
- **方法：** 取适量炒决明子、菊花、甘草，用 80℃温开水焖泡 10 分钟即可。酉时（17：00 ～ 19：00）温服最佳。本周饮用 3 次。
- **注意事项：** 此代茶饮性质凉润，若出现食欲不振、腹泻、畏寒等症状，应立即停止服用。

2. 运动锻炼

- **锻炼方式：** 瑜伽。
- **做法：** 注意保持动作标准，拉筋伸展，每次30～45分钟，在申时（15：00～17：00）进行最佳。
- **注意事项：** 注意在室内进行，衣着宽松，避免吹风受寒。运动前热身，拉筋伸展。

3. 情志调养

- **调养方式：** 做社区义工。
- **做法：** 如天气晴朗的时候，选择在社区花园或绿化带种植花草、修剪枝叶、清理落叶。
- **注意事项：** 注意甄别组织是否正规合法，保障生命财产安全；避免高温时在户外劳作。

4. 不破皮的针

- **方法：** 穴位按揉。
- **操作：** 午时（11：00 ～ 13：00）按揉太冲、睛明、风池穴，用拇指指腹贴穴，顺时针按揉 36 圈。
- **注意事项：** 按揉穴位时避风，按揉至皮下微热、微微发胀为宜。

（三）阴虚质（★★☆）

1. 饮食起居

- 膳食推荐：石斛麦冬瘦肉汤。
- 方法：取适量石斛、麦冬、精瘦肉。石斛、麦冬提前泡发，然后与精瘦肉共同煲汤。正常调味，注意清淡，佐餐食用。本周建议食用3次。
- 注意事项：外感发热期间禁止服用。

2. 运动锻炼

- 锻炼方式：参考八段锦摇头摆尾去心火式。
- 做法：同第三周失眠（心肾不交）的“三、体质调养建议-阴虚质-运动锻炼”的动作内容，午时（11：00～13：00）练习效果最佳。
- 注意事项：注意呼吸与动作配合，全套动作以缓慢、微汗为宜。练功衣着应适宜，注意避风，练功后不要立即接触冷水。

（四）痰湿质（★★☆）

1. 饮食起居

- 膳食推荐：茯苓山药粥。
- 方法：取适量茯苓、山药、陈皮、大米，茯苓、山药、陈皮洗去浮尘，与大米同煮。宜在辰时（07：00～09：00）代餐食用，本周食用4次。
- 注意事项：外感发热期间禁止服用。

2. 不入口的药

- 方法：佩戴中药香囊。
- 做法：取适量桑叶、菊花、决明子、薄荷，打粉后装入囊袋。将香囊挂于膻中穴处，每日佩戴。每2周更换一次粉末，时时揉搓。
- 注意事项：粉尘过敏者禁用。

3. 不破皮的针

- 方法：穴位按揉。
- 操作：午时（11：00～13：00）按揉睛明、足三里、阴陵泉穴，用拇指指腹贴穴，每个穴位顺时针按揉36圈。
- 注意事项：按揉穴位时避风，按揉至皮下微热、微微发胀为宜。

（五）平和质、阳虚质、气虚质、血瘀质、特禀质（★☆☆）

1. 饮食起居

不宜熬夜、赖床，避免久居潮湿环境，避免过度劳累。

2. 运动锻炼

- **锻炼方式：**瑜伽。
- **做法：**拉筋伸展，注意保持动作标准，每次30～45分钟，在申时（15：00～17：00）进行最佳。
- **注意事项：**注意在室内进行，衣着宽松，避免吹风受寒。运动前热身，拉筋伸展。

3. 情志调养

避免情绪剧烈波动与过度思虑，多做心情愉悦之事，时间充裕时可参加一些社会公益活动，如社区志愿者服务，主动奉献、排除杂念。

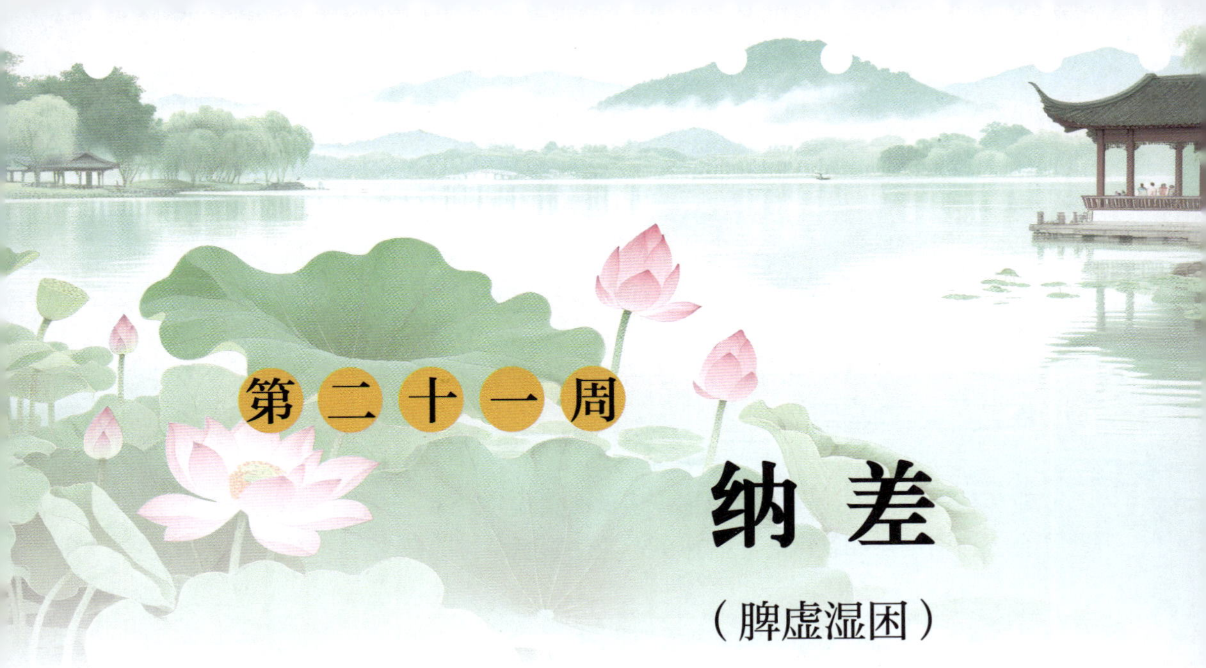

第二十一周

纳差

（脾虚湿困）

一、历法解析

历法	周一	周二	周三	周四	周五	周六	周日
公历	2026 年 6 月 22 日	2026 年 6 月 23 日	2026 年 6 月 24 日	2026 年 6 月 25 日	2026 年 6 月 26 日	2026 年 6 月 27 日	2026 年 6 月 28 日
农历	马年 五月初八	马年 五月初九	马年 五月初十	马年 五月十一	马年 五月十二	马年 五月十三	马年 五月十四
干支历	丙午年 甲午月 丁卯日	丙午年 甲午月 戊辰日	丙午年 甲午月 己巳日	丙午年 甲午月 庚午日	丙午年 甲午月 辛未日	丙午年 甲午月 壬申日	丙午年 甲午月 癸酉日
节气历	夏至一候鹿角解				夏至二候蜩始鸣		

本周节气：本周进入夏至，北半球此时段是一年之中日照时间最长的时候，此后太阳直射点南移，亦是阴阳变换新的开始。

调养重点：根据五运六气理论，本周湿热明显，伤阴耗气。随着夏至一阴生，天地间温度、湿度开始同步上升，暑气渐盛，困阻脾胃气机使其有失健运，因此容易出现消化系统的疾病，尤其需要注意纳差、纳呆、腹胀等症状。

二、体质分析

重点需要注意调养的体质（★★★）	痰湿质
次要需要注意调养的体质（★★☆）	气虚质、阳虚质、湿热质
一般需要注意调养的体质（★☆☆）	平和质、阴虚质、气郁质、血瘀质、特禀质

- **痰湿质：**暑湿困脾，脾胃运化失司，本周容易出现脘腹胀满、纳差、纳呆。

- 气虚质：湿邪困脾，脾失健运，尤其在过食生冷后，容易出现疲惫、纳呆、嗜睡。
- 阳虚质：夏季炎热，尤其在饮冷贪凉后，容易出现腹痛、腹泻，阴暑。
- 湿热质：湿热内蕴，尤其在过食辛辣、温燥的食物后，容易出现湿热泄泻、痔疮出血。
- 平和质、阴虚质、气郁质、血瘀质、特禀质：本周较为平稳。

三、体质调养建议

（一）痰湿质（★★★）

1. 饮食起居

- 膳食推荐：山药冬瓜汤。
- 做法：山药、冬瓜去皮切块，一同在砂锅中炖煮，炖熟时加入适量陈皮、正常调味。作为午餐汤品食用，本周服用 3 ～ 5 次。
- 注意事项：感冒发热期间请勿食用。

2. 运动锻炼

- 锻炼方式：慢跑。
- 做法：晴天日落后，保持中、低强度慢跑，持续 30 分钟，微微发汗最佳，推荐在戌时（19：00 ～ 21：00）进行。
- 注意事项：保持呼吸频率及步伐平稳，微汗为度，汗出后及时更换干爽衣物。避风避寒，慢跑后切勿立马进入空调房。

3. 情志调养

- 调养方式：五音疗法。
- 做法：未时（13：00 ～ 15：00）连续播放 3 遍宫调《禅院钟声》。
- 注意事项：呼吸配合音乐节奏进行，如出现身体不适，应立即停止。

4. 不入口的药

- 方法：佩戴中药香囊。
- 做法：取适量藿香、佩兰、陈皮、薄荷，打粉后装入囊袋。将香囊挂于膻中穴处，每日佩戴。每 2 周更换一次粉末，时时揉搓。
- 注意事项：粉尘过敏者禁用。

5. 不破皮的针

- 方法：穴位按揉。
- 操作：辰时（07：00 ～ 09：00）按揉三里穴、丰隆穴、上巨虚穴，用拇指指腹贴穴，每个穴位顺时针按揉 36 圈。
- 注意事项：按揉穴位时避风，按揉至皮下微热、微微发胀为宜。

6. 备药建议

- 中成药：香砂养胃丸。
- 功效：温中和胃。
- 适应证：胃阳不足、湿阻气滞所致的胃痛、痞满，症见胃痛隐隐、脘闷不舒、呕吐酸水、嘈杂不适、不思饮食、四肢倦怠。建议在医师指导下使用。

（二）气虚质（★★☆）

1. 饮食起居

- 膳食推荐：烤红薯。
- 做法：红薯带皮烤制，可以带皮吃，早晚餐可佐餐食用。本周建议食用 2 ～ 3 次。
- 注意事项：需食烤制红薯，不宜蒸煮食用。

2. 运动锻炼

- 锻炼方式：参考八段锦调理脾胃须单举式。
- 做法：同第一周腹胀（脾虚湿困）的“三、体质调养建议 - 痰湿质 - 运动锻炼”的动作内容，辰时（07：00 ～ 09：00）练习效果最佳。
- 注意事项：注意呼吸与动作配合，全套动作以缓慢、微汗为宜。练功衣着应适宜，注意避风，练功后不要立即接触冷水。

3. 不破皮的针

- 方法：耳穴压豆。
- 操作：取单侧耳穴脾穴、胃穴、大肠穴、神门穴，王不留行籽贴压，以穴位点有发热、胀痛感为度。建议在专业医师指导下操作。
- 注意事项：每日按压 3 ～ 5 次，每次 2 分钟，隔 2 日可换对侧耳穴贴压。

（三）阳虚质（★★☆）

1. 饮食起居

- 膳食推荐：紫苏桃子姜。
- 做法：取少许脆桃、紫苏叶、嫩姜、米醋、冰糖、盐。脆桃切片，嫩姜切丝，紫苏叶煮糖水（加醋），混合腌制 4 小时以上。当作零食食用。本周建议食用 2 ～ 3 次。
- 注意事项：胃溃疡患者忌食。

2. 运动锻炼

- 锻炼方式：爬山。
- 做法：选择附近视野开阔、海拔不高的山攀爬，登高而歌，升发阳气。建议辰时（07：00 ～ 09：00）爬山，一周一次即可。
- 注意事项：选择天气晴朗时爬山，及时下山，避免高温日晒过久。

3. 不入口的药

- **方法：** 佩戴中药香囊。
- **做法：** 取适量桂枝、苍术、木香、厚朴、薄荷，打粉后装入囊袋。将香囊挂于膻中穴处，每日佩戴。每 2 周更换一次粉末，时时揉搓。
- **注意事项：** 粉尘过敏者禁用。

（四）湿热质（★★☆）

1. 饮食起居

- **膳食推荐：** 苦瓜排骨汤。
- **做法：** 排骨焯水后，与苦瓜、黄豆煸炒调味，加入适量水炖煮。作为午餐汤品食用，本周服用 3 ～ 5 次。
- **注意事项：** 感冒发热期间请勿食用。

2. 运动锻炼

- **锻炼方式：** 参考八段锦调理脾胃须单举式。
- **做法：** 同第一周腹胀（脾虚湿困）的“三、体质调养建议 - 痰湿质 - 运动锻炼”的动作内容，辰时（07：00 ～ 09：00）练习效果最佳。
- **注意事项：** 注意呼吸与动作配合，全套动作以缓慢、微汗为宜。练功衣着应适宜，注意避风，练功后不要立即接触冷水。

3. 不破皮的针

- **方法：** 耳穴压豆。
- **操作：** 取单侧耳穴脾穴、胃穴、小肠穴、大肠穴，王不留行籽贴压，以穴位点有发热、胀痛感为度。建议在专业医师指导下操作。
- **注意事项：** 每日按压 3 ～ 5 次，每次 2 分钟，隔 2 日可换对侧耳穴贴压。

（五）平和质、阴虚质、气郁质、血瘀质、特禀质（★☆☆）

1. 饮食起居

少食油腻、黏腻、生冷食物，如肥肉、糯米、甜品、水果、冷饮等。

2. 运动锻炼

- **锻炼方式：** 慢跑。
- **做法：** 晴天日落后，保持中低强度慢跑，持续 30 分钟，微微发汗最佳，推荐在戌时（19：00 ～ 21：00）进行。
- **注意事项：** 保持呼吸频率及步伐平稳，微汗为度，汗出后及时更换干爽衣物。避风避寒，慢跑后切勿立马进入空调房。

3. 情志调养

避免情绪剧烈波动与过度思虑，避免与人冲撞、起口舌之争，时间充裕时可经常打坐、冥想，宁心安神，避免焦虑急躁。

第二十二周

口疮

（心脾积热）

一、历法解析

历法	周一	周二	周三	周四	周五	周六	周日
公历	2026 年 6 月 29 日	2026 年 6 月 30 日	2026 年 7 月 1 日	2026 年 7 月 2 日	2026 年 7 月 3 日	2026 年 7 月 4 日	2026 年 7 月 5 日
农历	马年 五月十五	马年 五月十六	马年 五月十七	马年 五月十八	马年 五月十九	马年 五月二十	马年 五月廿一
干支历	丙午年 甲午月 甲戌日	丙午年 甲午月 乙亥日	丙午年 甲午月 丙子日	丙午年 甲午月 丁丑日	丙午年 甲午月 戊寅日	丙午年 甲午月 己卯日	丙午年 甲午月 庚辰日
节气历	夏至二候蝉始鸣		夏至三候半夏生				

本周节气： 夏至一阴生，长出名为半夏的喜阴中药，此时也意味着夏天已经过去一半了，故而得名“半夏”。

调养重点： 根据五运六气理论，本周暑热较盛，夏季应心，心火亢盛。此时暑气蒸腾，湿热容易蕴结于脾胃，平素喜食鸡肉、狗肉、牛肉、羊肉，或自身体质偏热者，容易心脾积热，出现口腔疾病，尤其需注意口疮、牙龈肿痛等。

二、体质分析

重点需要注意调养的体质（★★★）	湿热质
次要需要注意调养的体质（★★☆）	气郁质、阴虚质、痰湿质
一般需要注意调养的体质（★☆☆）	平和质、阳虚质、气虚质、血瘀质、特禀质

- **湿热质：**湿热内蕴，弥散三焦，在上焦则熏蒸口舌，容易出现口疮、牙龈出血。
- **气郁质：**肝气郁结，肝胆火旺，尤其在过食辛辣饮食后，易出现牙龈肿痛、智齿炎症。
- **阴虚质：**平素阴虚内热、易上火，尤其在过食温燥食物后，易失眠、口干、口苦。
- **痰湿质：**素体肥胖，代谢较慢，尤其在过食油腻饮食后，易出现腹胀便黏、口苦口臭。
- **平和质、阳虚质、气虚质、血瘀质、特禀质：**本周较为平稳。

三、体质调养建议

（一）湿热质（★★★）

1. 饮食起居

- **膳食推荐：**苦瓜炒鸡蛋。
- **做法：**苦瓜去瓤切片，炒至青绿时，加入鸡蛋共同炒制 5 分钟即可出锅，正常调味。作为正餐菜品食用，本周建议食用 3 次。
- **注意事项：**苦瓜性寒，脾胃虚寒，容易腹泻或怕冷的人，搭配姜、蒜调味。

2. 运动锻炼

- **锻炼方式：**参考八段锦摇头摆尾去心火式。
- **做法：**同第三周失眠（心肾不交）的“三、体质调养建议 - 阴虚质 - 运动锻炼”的动作内容，午时（11：00 ～ 13：00）练习效果最佳。
- **注意事项：**注意呼吸与动作配合，全套动作以缓慢、微汗为宜。练功衣着应适宜，注意避风，练功后不要立即接触冷水。

3. 不破皮的针

- **方法：**循经敲击。
- **操作：**空心掌轻轻叩击胆经，自环跳穴沿裤缝敲至膝阳关穴，持续 10 分钟，在午时（11：00 ～ 13：00）操作最佳。
- **注意事项：**用力适度，以有酸胀感为宜。

4. 备药建议

- **中成药：**上清丸。
- **功效：**清热散风，解毒，通便。
- **适应证：**头晕耳鸣，目赤，鼻窦炎，口舌生疮，牙龈肿痛，大便秘结。建议在医师指导下使用。

（二）气郁质（★★☆）

1. 饮食起居

不宜独处过久、居室昏暗、久坐不动、宅家不出。

2. 运动锻炼

- 锻炼方式：瑜伽。
- 做法：拉筋伸展，注意保持动作标准，每次30～45分钟，在申时（15：00～17：00）进行最佳。
- 注意事项：注意在室内进行，衣着宽松，避免吹风受寒。运动前热身，拉筋伸展。

3. 不入口的药

- 方法：佩戴中药香囊。
- 做法：取适量玫瑰花、佛手、香附、薄荷，打粉后装入囊袋。将香囊挂于膻中穴处，每日佩戴。每 2 周更换一次粉末，时时揉搓。
- 注意事项：粉尘过敏者禁用。

4. 不破皮的针

- 方法：耳穴压豆。
- 操作：取单侧耳穴肝穴、心穴、神门穴、口穴、内分泌穴，王不留行籽贴压，以穴位点有发热、胀痛感为度。建议在专业医师指导下操作。
- 注意事项：每日按压 3 ～ 5 次，每次 2 分钟，隔 2 日可换对侧耳穴贴压。

（三）阴虚质（★★☆）

1. 饮食起居

- 膳食推荐：生脉饮。
- 做法：取适量西洋参、麦冬、五味子，用 80℃温开水焖泡 10 分钟即可。作为日常茶饮饮用，补充水分。本周建议饮用 3 次。
- 注意事项：忌加精炼糖，可加少许蜂蜜调味。

2. 运动锻炼

- 锻炼方式：参考八段锦摇头摆尾去心火式。
- 做法：同第三周失眠（心肾不交）的“三、体质调养建议 - 阴虚质 - 运动锻炼”的动作内容，午时（11：00 ～ 13：00）练习效果最佳。
- 注意事项：注意呼吸与动作配合，全套动作以缓慢、微汗为宜。练功衣着应适宜，注意避风，练功后不要立即接触冷水。

3. 不破皮的针

- 方法：穴位按揉。

- **操作：** 戌时（19：00～21：00）按揉三阴交穴、涌泉穴、太溪穴，用拇指指腹贴穴，每个穴位顺时针按揉 36 圈。
- **注意事项：** 按揉穴位时避风，按揉至皮下微热、微微发胀为宜。

（四）痰湿质（★★☆）

1. 饮食起居

不宜熬夜、久居潮湿环境、久坐不动、饭后立刻躺卧。

2. 不入口的药

- **方法：** 佩戴中药香囊。
- **做法：** 取适量金银花、黄连、白芷、薄荷，打粉后装入囊袋。将香囊挂于膻中穴处，每日佩戴。每 2 周更换一次粉末，时时揉搓。
- **注意事项：** 粉尘过敏者禁用。

3. 不破皮的针

- **方法：** 穴位按揉。
- **操作：** 戌时（19：00～21：00）按揉合谷穴、足三里穴、丰隆穴、内庭穴，用拇指指腹贴穴，每个穴位顺时针按揉 36 圈。
- **注意事项：** 按揉穴位时避风，按揉至皮下微热、微微发胀为宜。

（五）平和质、阳虚质、气虚质、血瘀质、特禀质（★☆☆）

1. 饮食起居

房间做好通风、除湿，勤晒被褥，按时睡好子午觉。

2. 运动锻炼

不宜在夜间、正午时间进行高强度剧烈运动、大量出汗。运动后忌大量灌冷饮、立刻洗冷水澡。

3. 情志调养

避免情绪剧烈波动与过度思虑，避免与人争执，逞口舌之利，可通过闭目养神、练字等陶冶情操。

第二十三周

痱子

（湿热郁肤）

一、历法解析

历法	周一	周二	周三	周四	周五	周六	周日
公历	2026 年 7 月 6 日	2026 年 7 月 7 日	2026 年 7 月 8 日	2026 年 7 月 9 日	2026 年 7 月 10 日	2026 年 7 月 11 日	2026 年 7 月 12 日
农历	马年 五月廿二	马年 五月廿三	马年 五月廿四	马年 五月廿五	马年 五月廿六	马年 五月廿七	马年 五月廿八
干支历	丙午年 甲午月 辛巳日	丙午年 乙未月 壬午日	丙午年 乙未月 癸未日	丙午年 乙未月 甲申日	丙午年 乙未月 乙酉日	丙午年 乙未月 丙戌日	丙午年 乙未月 丁亥日
节气历	夏至三候 半夏生	小暑一候温风至					小暑二候 蟋蟀居宇

本周节气：本周进入小暑节气，气温升高、降水增多，暑湿之邪最盛，要注意防暑降温，在高温天气尽量减少外出。

调养重点：根据五运六气理论，本周暑湿弥漫，高温天气较多。此时暑气蒸腾，体内湿热较盛，不能及时排出体外，长期久坐、身体肥胖、出汗多、衣物更换不及时的人，极易出现皮肤疾病，尤须注意痱子、湿疹、荨麻疹等。

二、体质分析

重点需要注意调养的体质（★★★）	湿热质
次要需要注意调养的体质（★★☆）	气郁质、阴虚质、痰湿质
一般需要注意调养的体质（★☆☆）	平和质、阳虚质、气虚质、血瘀质、特禀质

- **湿热质：** 火热欲发，但湿邪阻滞，湿热蕴于肌表，容易出现痱子、湿疹、荨麻疹等。
- **气郁质：** 肝胆火旺，在长期熬夜、过食温燥食物后，容易出现皮肤干痒脱屑、目赤肿痛。
- **阴虚质：** 平素阴虚内热、易上火，过食温燥食物后，容易出现失眠、口干、口苦。
- **痰湿质：** 素体肥胖，代谢较慢，在过食辛辣刺激食物后，易出现尿黄短赤、大便臭秽。
- **平和质、阳虚质、气虚质、血瘀质、特禀质：** 本周较为平稳。

三、体质调养建议

（一）湿热质（★★★）

1. 饮食起居

- **膳食推荐：** 土茯苓老鸭汤。
- **做法：** 取适量土茯苓、莲子、陈皮、鸭肉。鸭肉焯水后与其他食材同炖1.5小时，加少许盐调味。作为正餐菜品食用，本周建议食用2～3次。
- **注意事项：** 痛风患者建议少食。

2. 运动锻炼

- **锻炼方式：** 参考八段锦摇头摆尾去心火式。
- **做法：** 同第三周失眠（心肾不交）的“三、体质调养建议 - 阴虚质 - 运动锻炼”的动作内容，午时（11：00～13：00）练习效果最佳。
- **注意事项：** 注意呼吸与动作配合，全套动作以缓慢、微汗为宜。练功衣着应适宜，注意避风，练功后不要立即接触冷水。

3. 不入口的药

- **方法：** 佩戴中药香囊。
- **做法：** 取适量荆芥、苍术、黄柏、薄荷、冰片，打粉后装入囊袋。将香囊挂于膻中穴处，每日佩戴。每2周更换一次粉末，时时揉搓。
- **注意事项：** 粉尘过敏者禁用。

4. 不破皮的针

- **方法：** 穴位按揉。
- **操作：** 午时（11：00～13：00）按揉曲池穴、阴陵泉穴、三阴交穴，用拇指指腹贴穴，每个穴位顺时针按揉36圈。
- **注意事项：** 按揉穴位时避风，按揉至皮下微热、微微发胀为宜。

5. 备药建议

- 中成药：六一散。
- 功效：清暑利湿。
- 适应证：感受暑湿所致的发热、身倦、口渴、泄泻、小便黄少；外用治痱子。建议在医师指导下使用。

（二）气郁质（★★☆）

1. 饮食起居

- 膳食推荐：薄荷柠檬水。
- 做法：80℃沸水冲泡薄荷和绿茶，稍凉后加入柠檬片、蜂蜜。代茶饮用，补充水分。本周建议饮用 3 次。
- 注意事项：此代茶饮性质凉润，若出现食欲不振、腹泻、畏寒等症状，应立即停止服用。

2. 运动锻炼

- 锻炼方式：爬山。
- 做法：选择附近视野开阔、海拔不高的山攀爬，登高而歌，抒发郁闷之气。建议辰时（07：00 ～ 09：00）爬山，一周一次即可。
- 注意事项：选择天气晴朗、温度适宜的时候爬山，及时下山，避免高温日晒过久。

3. 不入口的药

- 方法：六一散外搽。
- 做法：建议洗浴之后外搽皮疹或瘙痒的部位。
- 注意事项：外用时搽完药应立刻洗手，勿接触眼睛，皮肤破溃处禁用。建议在医师指导下使用。

4. 不破皮的针

- 方法：耳穴压豆。
- 操作：取单侧耳穴肺穴、脾穴、神门穴、内分泌穴，王不留行籽贴压，以穴位点有发热、胀痛感为度。建议在专业医师指导下操作。
- 注意事项：每日按压 3 ～ 5 次，每次 2 分钟，隔 2 日可换对侧耳穴贴压。

（三）阴虚质（★★☆）

1. 饮食起居

- 膳食推荐：绿豆百合粥。
- 做法：绿豆提前浸泡去皮，与大米一起熬煮至开花，加百合再煮 10 分钟。作为早晚餐代餐食用，本周建议服用 4 天。

- **注意事项：**可用冰糖、黄冰糖调味，不放白砂糖。

2. 不入口的药

- **方法：**佩戴中药香囊。
- **做法：**取适量荆芥、苍术、柏木、薄荷、冰片，打粉后装入囊袋。将香囊挂于膻中穴处，每日佩戴。每 2 周更换一次粉末，时时揉搓。
- **注意事项：**粉尘过敏者禁用。

（四）痰湿质（★★☆）

1. 饮食起居

- **膳食推荐：**赤小豆鲫鱼汤。
- **做法：**取适量赤小豆、鲫鱼、陈皮、生姜。鲫鱼煎至微黄，与赤小豆、陈皮、生姜同煮 40 分钟。注意调味清淡，佐餐食用。本周建议食用 3 次。
- **注意事项：**痛风患者不建议长期食用。

2. 运动锻炼

- **锻炼方式：**参考八段锦调理脾胃须单举式。
- **做法和注意事项：**同第一周腹胀（脾虚湿困）的“三、体质调养建议 - 痰湿质 - 运动锻炼”的动作内容，辰时（07：00 ～ 09：00）练习最佳。

3. 不破皮的针

- **方法：**穴位按揉。
- **操作：**巳时（09：00 ～ 11：00）按揉足三里穴、丰隆穴、阴陵泉穴，用拇指指腹贴穴，每个穴位顺时针按揉 36 圈。
- **注意事项：**按揉穴位时避风，按揉至皮下微热、微微发胀为宜。

（五）平和质、阳虚质、气虚质、血瘀质、特禀质（★☆☆）

1. 饮食起居

少吃辛温肉类，如鸡肉、狗肉、牛肉、羊肉。少吃发物，如笋、鹅肉、海鲜、蘑菇等。

2. 运动锻炼

- **锻炼方式：**循经敲击。
- **做法：**空心掌轻轻叩击胆经，自环跳穴沿裤缝敲至膝阳关穴，持续 10 分钟，在午时（11：00 ～ 13：00）操作最佳。
- **注意事项：**用力适度，以有酸胀感为宜。

3. 情志调养

避免暴怒或压抑情绪，减少过度思虑，疑神疑鬼，有时间有精力时可以做公益活动，抚平戾气，心怀大爱。

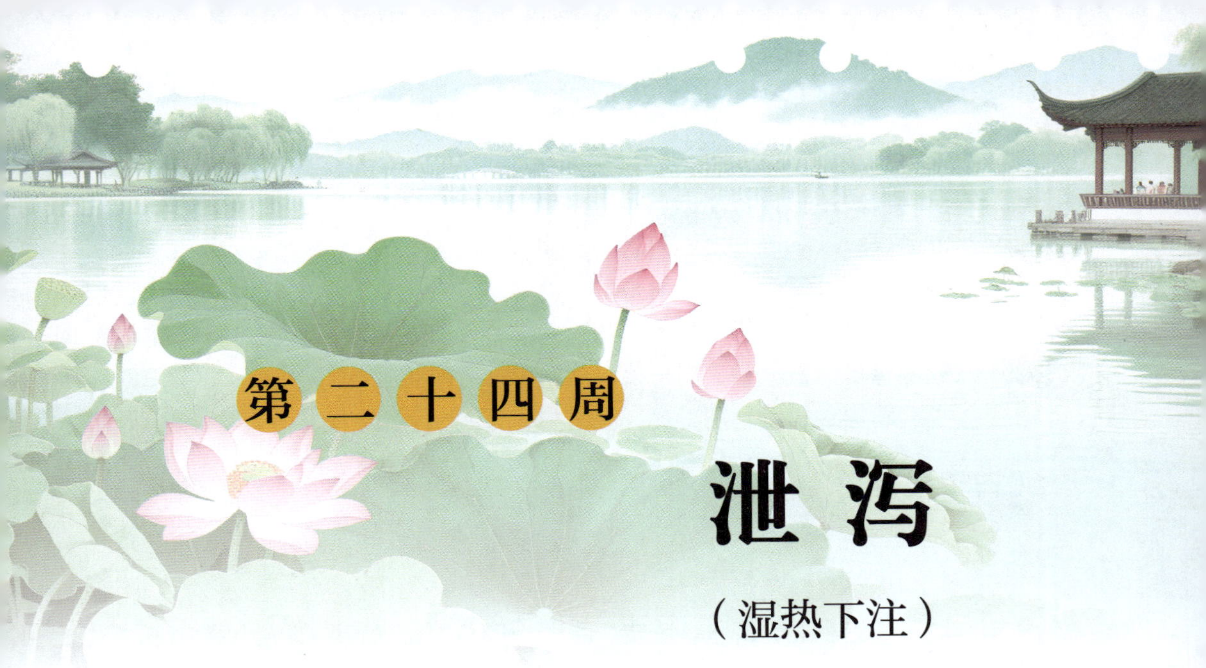

第二十四周

泄泻

（湿热下注）

一、历法解析

历法	周一	周二	周三	周四	周五	周六	周日
公历	2026年 7月13日	2026年 7月14日	2026年 7月15日	2026年 7月16日	2026年 7月17日	2026年 7月18日	2026年 7月19日
农历	马年 五月廿九	马年 六月初一	马年 六月初二	马年 六月初三	马年 六月初四	马年 六月初五	马年 六月初六
干支历	丙午年 乙未月 戊子日	丙午年 乙未月 己丑日	丙午年 乙未月 庚寅日	丙午年 乙未月 辛卯日	丙午年 乙未月 壬辰日	丙午年 乙未月 癸巳日	丙午年 乙未月 甲午日
节气历	小暑二候蟋蟀居宇				小暑三候鹰始鸷		

本周节气：本周正式入伏，进入一年之中最热的三伏天，高温高湿，用“上蒸下煮”来描述极为合适，注意避暑。

调养重点：根据五运六气理论，本周湿热盛极，下移胃肠。享受现代科技带来的便利，此时我们可以吃到各种水果、冷饮，同时吹着空调，然而这些行为对脾阳的损害极大，容易出现消化系统的病症，尤须注意腹泻、痔疮等。

二、体质分析

重点需要注意调养的体质（★★★）	湿热质
次要需要注意调养的体质（★★☆）	气虚质、阴虚质、痰湿质
一般需要注意调养的体质（★☆☆）	平和质、阳虚质、气郁质、血瘀质、特禀质

- **湿热质：** 进入三伏天后，湿热达到鼎盛，湿热下注，迫于大肠，易发湿热泄泻。
- **气虚质：** 夏季炎热，尤其在过食生冷后，易发腹泻、痔疮。
- **阴虚质：** 平素阴虚内热、易上火，尤其在过食油腻食物后，容易便秘、长痘。
- **痰湿质：** 素体肥胖，代谢较慢，尤其在过食辛辣刺激后，易出现尿黄短赤、大便臭秽。
- **平和质、阳虚质、气郁质、血瘀质、特禀质：** 本周较为平稳。

三、体质调养建议

（一）湿热质（★★★）

1. 饮食起居

睡觉时盖好肚脐，若房间开空调则建议穿袜子睡觉，保护好足踝，防止受凉。

2. 运动锻炼

- **锻炼方式：** 参考八段锦摇头摆尾去心火式。
- **做法：** 同第三周失眠（心肾不交）的“三、体质调养建议 - 阴虚质 - 运动锻炼”的动作内容，午时（11：00 ～ 13：00）练习效果最佳。
- **注意事项：** 注意呼吸与动作配合，全套动作以缓慢、微汗为宜。练功衣着应适宜，注意避风，练功后不要立即接触冷水。

3. 情志调养

- **调养方式：** 五音疗法。
- **做法：** 巳时（09：00 ～ 11：00）连续播放 3 遍角调《江南丝竹》。
- **注意事项：** 呼吸配合音乐节奏进行，如出现身体不适，应立即停止。

4. 不入口的药

- **方法：** 佩戴中药香囊。
- **做法：** 取荆芥、苍术、黄柏、薄荷、冰片适量，打粉后装入囊袋。将香囊挂于膻中穴处，每日佩戴。每 2 周更换一次粉末，时时揉搓。
- **注意事项：** 粉尘过敏者禁用。

5. 不破皮的针

- **方法：** 摩腹。
- **操作：** 用掌心顺时针摩腹 36 圈，再逆时针 24 圈，配合点按中脘穴、天枢穴，每次 10 分钟，巳时（09：00 ～ 11：00）进行最佳。
- **注意事项：** 饭后半小时后进行，注意动作轻柔，避免暴力按压腹部。

6. 备药建议

- **中成药：** 香连丸。
- **功效：** 清热燥湿，行气止痛。
- **适应证：** 泄泻腹痛、便黄而黏者。建议在医师指导下使用。

（二）气虚质（★★☆）

1. 饮食起居

- **膳食推荐：** 烤山药。
- **做法：** 山药带皮烤制，去皮食用，早晚餐可佐餐食用。本周建议食用2～3次。
- **注意事项：** 需食烤制山药，不宜蒸煮食用。

2. 运动锻炼

- **锻炼方式：** 提肛运动。
- **做法：** 收紧肛门3秒，放松3秒，重复10次，每天3组。
- **注意事项：** 避免腹部用力，感受肛门肌肉群施力。

3. 不破皮的针

- **方法：** 穴位按揉。
- **操作：** 未时（13：00～15：00）按揉天枢穴、气海穴、足三里穴，用拇指指腹贴穴，每个穴位顺时针按揉36圈。
- **注意事项：** 按揉穴位时避风，按揉至皮下微热、微微发胀为宜。

（三）阴虚质（★★☆）

1. 饮食起居

- **膳食推荐：** 雪梨荸荠黄瓜汁。
- **做法：** 取适量雪梨、荸荠、黄瓜，榨汁混合均匀，滤渣后饮用。作为正餐餐后饮品，每次一小杯，建议本周饮用2次。
- **注意事项：** 此饮品性质凉润，若出现食欲不振、腹泻、畏寒等症状，应立即停止服用。

2. 运动锻炼

- **锻炼方式：** 自重深蹲。
- **做法：** 双脚肩宽，脚尖外展15°～30°；屈髋后坐，膝盖对齐脚尖，下蹲至大腿平行地面，核心收紧不弓背；脚跟蹬地，臀腿发力站起。建议每日辰时（07：00～09：00）锻炼，每日4次，每次10组。
- **注意事项：** 动作缓慢，避免快速弹跳，穿着宽松、透气、弹性好的衣物。

（四）痰湿质（★★☆）

1. 饮食起居

- 膳食推荐：酸梅汤。
- 做法：取适量乌梅、山楂、陈皮、甘草、冰糖，大火煮沸后，转小火煮20 分钟，加适量冰糖溶化放温后，作为正餐餐后饮品，每次一小杯，本周建议饮用 3 次。
- 注意事项：可常温饮用，不建议添加冰块。

2. 运动锻炼

- 锻炼方式：箭步蹲。
- 做法：站姿，左腿在前，右腿以脚尖点地支撑，腹部收紧，同时弯曲双腿膝关节，竖直下蹲至两膝关节呈 90°，左右腿交替下蹲。建议每日酉时（17：00 ～ 19：00）锻炼，每日 3 次，每次 12 组。
- 注意事项：穿着宽松、透气、弹性好的衣物。

3. 不入口的药

- 方法：佩戴中药香囊。
- 做法：取适量苍术、木香、厚朴、砂仁、薄荷，打粉后装入囊袋。将香囊挂于膻中穴处，每日佩戴。每 2 周更换一次粉末，时时揉搓。
- 注意事项：粉尘过敏者禁用。

4. 不破皮的针

- 方法：穴位按揉。
- 操作：辰时（07：00 ～ 09：00）按揉合谷穴、足三里穴、阴陵泉穴，用拇指指腹贴穴，每个穴位顺时针按揉 36 圈。
- 注意事项：按揉穴位时避风，按揉至皮下微热、微微发胀为宜。

（五）平和质、阳虚质、气郁质、血瘀质、特禀质（★☆☆）

1. 饮食起居

少吃水果、冷饮、清补凉等生冷之品，少吃辛辣、刺激食物，如辣椒、火锅、烧烤等。

2. 运动锻炼

- 锻炼方式：提肛运动。
- 做法：收紧肛门 3 秒，放松 3 秒，重复 10 次，每天 3 组。
- 注意事项：避免腹部用力，感受肛门肌肉群施力。

3. 情志调养

避免暴怒或压抑情绪，减少过度思虑、疑神疑鬼，可以多品茗、焚香，有助于疏肝解郁、陶冶情操。

第二十五周

腹股沟潮湿

（湿热下注）

一、历法解析

历法	周一	周二	周三	周四	周五	周六	周日
公历	2026年 7月20日	2026年 7月21日	2026年 7月22日	2026年 7月23日	2026年 7月24日	2026年 7月25日	2026年 7月26日
农历	马年 六月初七	马年 六月初八	马年 六月初九	马年 六月初十	马年 六月十一	马年 六月十二	马年 六月十三
干支历	丙午年 乙未月 乙未日	丙午年 乙未月 丙申日	丙午年 乙未月 丁酉日	丙午年 乙未月 戊戌日	丙午年 乙未月 己亥日	丙午年 乙未月 庚子日	丙午年 乙未月 辛丑日
节气历	小暑三候鹰始鸷			大暑一候腐草为萤			

本周节气：随着小暑节气向大暑节气的过渡，气温进一步攀升，两个节气交替期间，雨量增多。由于气温高、湿度大，一些腐败的植物会吸引萤火虫产卵和孵化。

调养重点：根据五运六气理论，本周湿土之气偏盛，湿邪有重浊、黏腻、趋下的特性，长期久坐不动的人群湿邪易聚集在腰部、臀部、会阴部，容易出现皮肤症状，尤其需要注意腹股沟潮湿、瘙痒等。

二、体质分析

重点需要注意调养的体质（★★★）	湿热质
次要需要注意调养的体质（★★☆）	气郁质、痰湿质、阴虚质
一般需要注意调养的体质（★☆☆）	平和质、阳虚质、特禀质、气虚质、血瘀质

- 湿热质：暑热加重，湿热下注，易出现腹股沟及会阴部的潮湿、瘙痒。
- 气郁质：平素气机郁结，影响肝胆疏泄，尤其在情志不遂时易出现反酸、口苦、口臭。
- 痰湿质：素体肥胖，代谢较慢，在摄入黏腻食物后易出现小便短赤、大便黏腻。
- 阴虚质：平素阴虚内热，受到湿热影响，在熬夜、急躁时易出现失眠、潮热、盗汗。
- 平和质、阳虚质、特禀质、气虚质、血瘀质：本周较为平稳。

三、体质调养建议

（一）湿热质（★★★）

1. 饮食起居

- 膳食推荐：荷叶绿茶。
- 做法：取适量荷叶、绿茶，沸水冲泡。午时（11：00～13：00）温服最佳，本周服用3次。
- 注意事项：本饮品性质偏凉，禁止空腹饮用。

2. 运动锻炼

- 锻炼方式：参考八段锦摇头摆尾去心火式。
- 做法：同第三周失眠（心肾不交）的“三、体质调养建议-阴虚质-运动锻炼”的动作内容，辰时（07：00～09：00）练习效果最佳。
- 注意事项：注意呼吸与动作配合，全套动作以缓慢、微汗为宜。练功衣着应适宜，注意避风，练功后不要立即接触冷水。

3. 不入口的药

- 方法：佩戴中药香囊。
- 做法：取适量苍术、黄柏、荆芥、冰片，打粉后装入囊袋。将香囊挂于膻中穴处，每日佩戴。每2周更换一次粉末，时时揉搓。
- 注意事项：粉尘过敏者禁用。

4. 不破皮的针

- 方法：耳穴压豆。
- 操作：取单侧耳穴腹股沟穴、肝穴、大肠穴，王不留行籽贴压，以穴位点有发热、胀痛感为度。建议在专业医师指导下操作。
- 注意事项：每日按压3～5次，每次2分钟，隔2日可换对侧耳穴贴压。

5. 备药建议

- 中成药：六一散。

- **功效：**清暑利湿。
- **适应证：**感受暑湿所致的发热、身倦、口渴、泄泻、小便黄少；外用治痱子。建议在医师指导下使用。

（二）气郁质（★★☆）

1. 饮食起居

- **膳食推荐：**洛神花饮。
- **做法：**取适量洛神花、蜂蜜，沸水冲泡，餐后服用。辰时（07：00～09：00）温服最佳。每次一小杯，本周饮用3次。
- **注意事项：**花粉过敏者禁用。低血压患者、孕妇、胃酸过多者不宜饮用。

2. 运动锻炼

- **锻炼方式：**爬山。
- **做法：**选择附近视野开阔、海拔不高的山攀爬，登高而歌，抒发郁闷之气。建议辰时（07：00～09：00）爬山，本周爬山1次即可。
- **注意事项：**选择天气晴朗、气温适宜时爬山，及时下山，避免高温日晒过久。

3. 情志调养

- **调养方式：**五音疗法。
- **做法：**亥时（21：00～23：00）连续播放3遍角调《姑苏行》。
- **注意事项：**呼吸配合音乐节奏进行，如出现身体不适，应立即停止。

4. 不破皮的针

- **方法：**耳穴压豆。
- **操作：**取单侧耳穴肝穴、脾穴、神门穴、交感穴，王不留行籽贴压，以穴位点有发热、胀痛感为度。建议在专业医师指导下操作。
- **注意事项：**每日按压3～5次，每次2分钟，隔2日可换对侧耳穴贴压。

（三）痰湿质（★★☆）

1. 饮食起居

- **膳食推荐：**三花茶。
- **做法：**取适量厚朴花、扁豆花、代代花，用80℃温开水焖泡10分钟即可。作为日常茶饮饮用，补充水分。本周建议饮用3次。
- **注意事项：**不得空腹饮用。花粉过敏者禁用。

2. 不入口的药

- **方法：**佩戴中药香囊。
- **做法：**取适量苍术、黄柏、薄荷、冰片，打粉后装入囊袋。将香囊挂于膻中穴处，每日佩戴。每 2 周更换一次粉末，时时揉搓。

- 注意事项：粉尘过敏者禁用。

3. 不破皮的针

- 方法：穴位按揉。
- 操作：巳时（09：00 ～ 11：00）按揉中脘穴、足三里穴、丰隆穴、阴陵泉穴，用拇指指腹贴穴，每个穴顺时针按揉 36 圈。
- 注意事项：按揉穴位时避风，按揉至皮下微热、微微发胀为宜。

（四）阴虚质（★★☆）

1. 饮食起居

- 膳食推荐：薏苡仁莲藕排骨汤。
- 做法：取适量薏苡仁、莲藕、排骨，共同煮汤熬煮 60 分钟以上。午餐佐餐饮用，本周饮用 3 次。
- 注意事项：感冒发热时期禁用。孕妇禁用。

2. 不破皮的针

- 方法：耳穴压豆。
- 操作：取单侧耳穴肝穴、肾穴、神门穴、耳尖穴，王不留行籽贴压，以穴位点有发热、胀痛感为度。建议在专业医师指导下操作。
- 注意事项：每日按压 3 ～ 5 次，每次 2 分钟，隔 2 日可换对侧耳穴贴压。

（五）平和质、阳虚质、特禀质、气虚质、血瘀质（★☆☆）

1. 饮食起居

少吃芒果、榴莲、菠萝蜜、荔枝等热带水果，房间注意通风、除湿。

2. 运动锻炼

休息为主，适当活动；如需运动，运动强度不宜过大。

3. 情志调养

避免忧思，多与朋友、家人聊天倾诉，保持心情愉悦。

第二十六周 头晕

（痰湿蒙窍）

一、历法解析

历法	周一	周二	周三	周四	周五	周六	周日
公历	2026 年 7 月 27 日	2026 年 7 月 28 日	2026 年 7 月 29 日	2026 年 7 月 30 日	2026 年 7 月 31 日	2026 年 8 月 1 日	2026 年 8 月 2 日
农历	马年 六月十四	马年 六月十五	马年 六月十六	马年 六月十七	马年 六月十八	马年 六月十九	马年 六月二十
干支历	丙午年 乙未月 壬寅日	丙午年 乙未月 癸卯日	丙午年 乙未月 甲辰日	丙午年 乙未月 乙巳日	丙午年 乙未月 丙午日	丙午年 乙未月 丁未日	丙午年 乙未月 戊申日
节气历	大暑一候 腐草为萤	大暑二候土润溽暑					大暑三候 大雨时行

本周节气：气候以高温、高湿为主。萤火虫感受高温后从虫卵里孵化出来。土壤湿润，环境闷热潮湿，时常下大雨。

调养重点：根据五运六气理论，本周主客同气皆为太阴湿土，湿邪盛极，困阻脾土，加之喜食生冷，脾失健运，清阳不升，痰湿蒙窍，容易发生神经系统疾病，尤其需要注意头晕、耳鸣、神志昏沉等症状。

二、体质分析

重点需要注意调养的体质（★★★）	痰湿质
次要需要注意调养的体质（★★☆）	湿热质、气虚质、血瘀质
一般需要注意调养的体质（★☆☆）	平和质、阴虚质、特禀质、气郁质、阳虚质

- **痰湿质：** 痰湿阻滞，蒙蔽清窍，本周容易出现头晕、耳鸣、神志昏沉、乏力等症状。
- **湿热质：** 暑热盛极，湿热内蕴，郁于肌表，过食辛辣食物后易发痤疮、痱子、荨麻疹。
- **气虚质：** 脾胃气虚，湿邪阻滞，过食生冷食物后容易出现头晕、倦怠乏力。
- **血瘀质：** 气滞血瘀，脑络失养，过度疲劳后易出现头痛、眩晕、反应迟钝。
- **平和质、阴虚质、特禀质、气郁质、阳虚质：** 本周较为平稳。

三、体质调养建议

（一）痰湿质（★★★）

1. 饮食起居

- **膳食推荐：** 茯苓山药粥。
- **做法：** 取适量茯苓、山药、大米。茯苓、山药提前泡发，与大米同煮 1 小时以上。可以早、晚随餐食用。本周建议食用 2 次。
- **注意事项：** 不放白砂糖，可以放冰糖或黄冰糖。糖尿病患者勿加任何糖。

2. 运动锻炼

- **锻炼方式：** 参考八段锦调理脾胃须单举式。
- **做法：** 同第一周腹胀（脾虚湿困）的“三、体质调养建议 - 痰湿质 - 运动锻炼”的动作内容，辰时（07：00 ～ 09：00）练习效果最佳。
- **注意事项：** 注意呼吸与动作配合，全套动作以缓慢、微汗为宜。练功衣着应适宜，注意避风，练功后不要立即接触冷水。

3. 不入口的药

- **方法：** 睡前泡脚。
- **做法：** 宜用藿香正气水 3 ～ 5 支兑入温水中，睡前泡脚 15 分钟。
- **注意事项：** 注意水面没过脚踝，水温控制在 50℃以下，以微汗为宜。

4. 不破皮的针

- **方法：** 穴位按揉。
- **操作：** 辰时（07：00 ～ 09：00）按揉足三里穴，用拇指指腹贴穴，顺时针按揉 36 圈。
- **注意事项：** 按揉穴位时避风，按揉至皮下微热、微微发胀为宜。

5. 备药建议

- **中成药：** 藿香正气水。

- **功效：**解表化湿，理气和中。
- **适应证：**外感风寒、内伤湿滞或夏伤暑湿所致的感冒，症见头痛昏重、胸膈痞闷、脘腹胀痛、呕吐泄泻。建议在医师指导下使用。若出现高热、严重脱水等情况及时就医。

（二）湿热质（★★☆）

1. 饮食起居

- **膳食推荐：**绿豆薏苡仁粥。
- **做法：**取适量绿豆、薏苡仁、大米，绿豆、薏苡仁提前泡发，与大米同煮 1 小时以上。早、晚餐食用，本周建议食用 2 次。
- **注意事项：**不放白砂糖，可以放冰糖、黄冰糖。糖尿病患者勿加糖。孕妇禁用。

2. 运动锻炼

- **锻炼方式：**散步。
- **做法：**早晚饭后半小时后快走 15 分钟或慢走 3000 步。
- **注意事项：**避风寒，微汗为宜，晴天出行。

3. 情志调养

- **调养方式：**冥想。
- **做法：**心无旁骛，盘腿或跪坐，臀下垫软垫，脊柱松直，下颌微收，掌心向上轻搭膝头；舌尖抵上颚，鼻吸口呼，吸气绵长，呼气轻缓。每次 15 ～ 30 分钟即可，以酉时（17：00 ～ 19：00）静坐最佳。
- **注意事项：**注意避风，保证环境安静；饭后 1 小时内避免练习。

4. 不破皮的针

- **方法：**刮痧。
- **操作：**涂抹适量刮痧油后，用牛角板沿脊背部膀胱经从上向下轻刮，可分段刮痧，出痧即止。
- **注意事项：**不可大面积暴力刮痧，循经小范围刮痧即可。刮痧后应注意避风寒，当天勿洗澡。建议在专业医师指导下进行。

（三）气虚质（★★☆）

1. 饮食起居

- **膳食推荐：**四神汤。
- **做法：**取适量山药、莲子、芡实、茯苓、排骨，同炖 2 小时。早餐代汤品食用。本周建议食用 2 次。
- **注意事项：**外感期间不建议服用。

2. 运动锻炼

- **锻炼方式：**参考八段锦调理脾胃须单举式。
- **做法：**同第一周腹胀（脾虚湿困）的“三、体质调养建议 - 痰湿质 - 运动锻炼”的动作内容，辰时（07：00 ～ 09：00）练习最佳。
- **注意事项：**注意呼吸与动作配合，全套动作以缓慢、微汗为宜。练功衣着应适宜，注意避风，练功后不要立即接触冷水。

3. 不入口的药

- **方法：**佩戴中药香囊。
- **做法：**取适量陈皮、藿香、佩兰、苍术、艾叶，打粉后装入囊袋。将香囊挂于膻中穴处，每日佩戴。每 2 周更换一次粉末，时时揉搓。
- **注意事项：**粉尘过敏者禁用。

4. 不破皮的针

- **方法：**穴位按揉。
- **操作：**酉时（09：00 ～ 11：00）按揉足三里穴、气海穴、关元穴，用拇指指腹贴穴，每个穴位顺时针按揉 36 圈。
- **注意事项：**按揉穴位时避风，按揉至皮下微热、微微发胀为宜。

（四）血瘀质（★★☆）

1. 饮食起居

- **膳食推荐：**山楂陈皮饮。
- **做法：**取适量山楂、陈皮、玫瑰花，用 80℃温开水焖泡 10 分钟即可。作为日常茶饮来饮用。本周建议饮用 3 ～ 5 次。
- **注意事项：**禁止空腹饮用，女性经期慎用，孕妇禁用。

2. 运动锻炼

- **锻炼方式：**参考八段锦两手托天理三焦式。
- **做法：**同第二周震颤（阴虚风动）的“三、体质调养建议 - 气郁质 - 运动锻炼”的动作内容，辰时（07：00 ～ 09：00）练习最佳。
- **注意事项：**注意呼吸与动作配合，全套动作以缓慢、微汗为宜。练功衣着应适宜，注意避风，练功后不要立即接触冷水。

3. 情志调养

- **调养方式：**冥想。
- **做法：**同本周的“三、体质调养建议 - 湿热质 - 情志调养”。
- **注意事项：**注意避风，保证环境安静；饭后 1 小时内避免练习。

4. 不破皮的针

- **方法：**循经敲击。

- **操作：** 用艾草锤敲打肝经，按照胆经走向（从腋下到大腿外侧缘）敲打10遍，在辰时（07：00～09：00）操作最佳。用力适度，以有酸胀感为宜。
- **注意事项：** 用力适度，以有酸胀感为宜。

（五）平和质、阴虚质、特禀质、气郁质、阳虚质（★☆☆）

1. 饮食起居

少吃水果、冷饮等生冷之品，少用鱼腥草、蒲公英等凉性食材泡茶饮用，少吃糍粑、年糕、粽子等糯米制品。

2. 运动锻炼

适当运动，注意避免大量出汗。运动后禁止大量喝冷饮、立刻洗冷水澡。

3. 情志调养

避免忧思，多参与轻松活动。

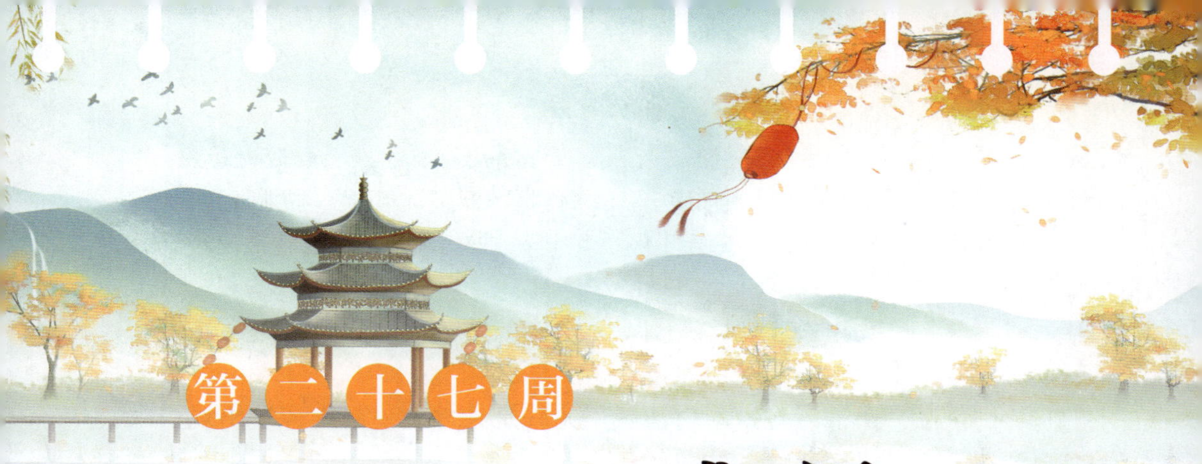

第二十七周

感冒

（暑湿袭表）

一、历法解析

历法	周一	周二	周三	周四	周五	周六	周日
公历	2026 年 8 月 3 日	2026 年 8 月 4 日	2026 年 8 月 5 日	2026 年 8 月 6 日	2026 年 8 月 7 日	2026 年 8 月 8 日	2026 年 8 月 9 日
农历	马年 六月廿一	马年 六月廿二	马年 六月廿三	马年 六月廿四	马年 六月廿五	马年 六月廿六	马年 六月廿七
干支历	丙午年 乙未月 己酉日	丙午年 乙未月 庚戌日	丙午年 乙未月 辛亥日	丙午年 乙未月 壬子日	丙午年 丙申月 癸丑日	丙午年 丙申月 甲寅日	丙午年 丙申月 乙卯日
节气历	大暑三候大雨时行				立秋一候凉风至		

本周节气： 雨水多降，暑气随之渐退。立秋后，土气渐消而金气渐长，西方凉风到来，万物呈现收敛、肃降之态。

调养重点： 根据五运六气理论，本周湿气与未散的暑气合为暑湿。脾喜燥恶湿，湿热困脾，容易出现消化系统的症状，需要注意腹泻、纳差等症状；此时又为大暑、立秋节气变换之时，正虚或贪凉的人群易患暑湿袭表型感冒。

二、体质分析

重点需要注意调养的体质（★★★）	湿热质
次要需要注意调养的体质（★★☆）	痰湿质、气虚质、阴虚质
一般需要注意调养的体质（★☆☆）	平和质、特禀质、阳虚质、气郁质、血瘀质

- **湿热质：**内外湿热，困郁脾土，本周容易出现恶心呕吐、腹胀腹泻。
- **痰湿质：**湿阻气机，气行不畅，尤其在进食油腻食物后容易出现纳差、腹胀。
- **气虚质：**湿阻气机，暑耗气津，尤其在劳累过度后容易出现感冒、乏力、腹胀。
- **阴虚质：**阴液亏虚，不耐湿热，尤其是经常熬夜的人容易出现失眠、自汗。
- **平和质、特禀质、阳虚质、气郁质、血瘀质：**本周较为平稳。

三、体质调养建议

（一）湿热质（★★★）

1. 饮食起居

- **膳食推荐：**绿豆薏苡仁粥。
- **做法：**绿豆、生薏苡仁、粳米洗净，加清水共煮为稀粥。随餐食用，每日1次。
- **注意事项：**孕妇禁用。

2. 运动锻炼

- **锻炼方式：**参考八段锦调理脾胃须单举式。
- **做法：**同第一周腹胀（脾虚湿困）的“三、体质调养建议 - 痰湿质 - 运动锻炼”的动作内容，辰时（07：00～09：00）练习最佳。
- **注意事项：**注意呼吸与动作配合，全套动作以缓慢、微汗为宜。练功衣着应适宜，注意避风，练功后不要立即接触冷水。

3. 不入口的药

- **方法：**睡前泡脚。
- **做法：**宜用藿香正气水 3～5 支兑入温水中，睡前泡脚 15 分钟。
- **注意事项：**注意水面没过脚踝，水温控制在 50℃以下，以微汗为宜。

4. 不破皮的针

- **方法：**穴位按揉。
- **操作：**申时（15：00～17：00）按揉丰隆穴，用拇指指腹贴穴，顺时针按揉 36 圈。
- **注意事项：**按揉穴位时避风，按揉至皮下微热、微微发胀为宜。

5. 备药建议

- **中成药：**葛根芩连片。
- **功效：**解肌清热，止泻止痢。

- **适应证：**泄泻腹痛、肛门灼热等病症。建议在医师指导下使用。

（二）痰湿质（★★☆）

1. 饮食起居

- **膳食推荐：**茯苓荷叶饮。
- **做法：**取适量茯苓、荷叶、炒山楂、陈皮，沸水冲泡。代茶饮，本周服用3次。
- **注意事项：**禁止空腹饮用，若出现腹泻、腹痛等症状，应立即停止服用。

2. 运动锻炼

- **锻炼方式：**慢跑。
- **做法：**晴天夜间，保持中低强度慢跑，持续30分钟，微微发汗最佳，推荐在戌时（19：00～21：00）进行。
- **注意事项：**保持呼吸频率及步伐平稳，避风避寒，微汗为度，汗出后及时更换干爽衣物。慢跑后切勿立马进入空调房。

3. 不破皮的针

- **方法：**穴位按揉。
- **操作：**申时（15：00～17：00）按揉丰隆穴，用拇指指腹贴穴，顺时针按揉36圈。
- **注意事项：**按揉穴位时避风，按揉至皮下微热、微微发胀为宜。

（三）气虚质（★★☆）

1. 饮食起居

- **膳食推荐：**黄芪茯苓荷叶茶。
- **做法：**取适量黄芪、茯苓、荷叶，沸水焖泡15分钟。代茶饮，本周服用3次。
- **注意事项：**饭后服用。外感期间不建议服用。

2. 运动锻炼

- **锻炼方式：**参考八段锦两手托天理三焦式。
- **做法：**同第二周震颤（阴虚风动）的“三、体质调养建议 - 气郁质 - 运动锻炼”的动作内容，巳时（09：00～11：00）练习最佳。
- **注意事项：**注意呼吸与动作配合，全套动作以缓慢、微汗为宜。练功衣着应适宜，注意避风，练功后不要立即接触冷水。

3. 不破皮的针

- **方法：**穴位按揉。
- **操作：**申时（15：00～17：00）按揉丰隆穴，用拇指指腹贴穴，顺时针按揉 36 圈。

- **注意事项：** 按揉穴位时避风，按揉至皮下微热、微微发胀为宜。

（四）阴虚质（★★☆）

1. 饮食起居

规律作息，避免熬夜。避免辛辣、油腻的饮食，及时补充水分。

2. 运动锻炼

- **锻炼方式：** 参考八段锦摇头摆尾去心火式。
- **做法：** 同第三周失眠（心肾不交）的“三、体质调养建议 - 阴虚质 - 运动锻炼”的动作内容，午时（11：00 ～ 13：00）练习最佳。
- **注意事项：** 注意呼吸与动作配合，全套动作以缓慢、微汗为宜。练功衣着应适宜，注意避风，练功后不要立即接触冷水。

（五）平和质、特禀质、阳虚质、气郁质、血瘀质（★☆☆）

1. 饮食起居

少吃水果、冷饮等生冷之品，少吃烧烤等油腻之品，少吃糍粑、年糕、粽子等糯米制品。

2. 运动锻炼

适当运动，勤换内衣裤。

3. 情志调养

避免忧思，多参与轻松愉快的活动。

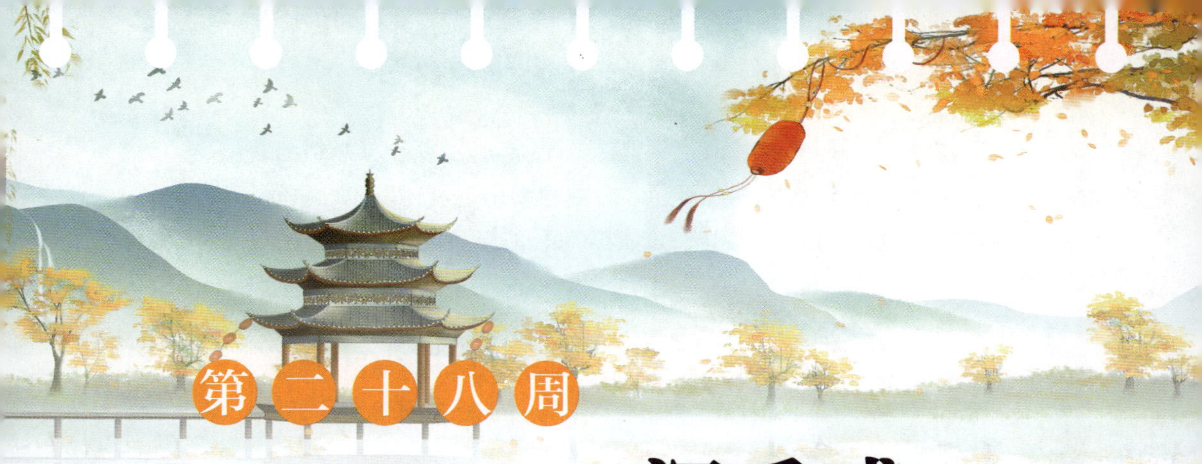

第二十八周

沉重感

（湿阻经络）

一、历法解析

历法	周一	周二	周三	周四	周五	周六	周日
公历	2026年 8月10日	2026年 8月11日	2026年 8月12日	2026年 8月13日	2026年 8月14日	2026年 8月15日	2026年 8月16日
农历	马年 六月廿八	马年 六月廿九	马年 六月三十	马年 七月初一	马年 七月初二	马年 七月初三	马年 七月初四
干支历	丙午年 丙申月 丙辰日	丙午年 丙申月 丁巳日	丙午年 丙申月 戊午日	丙午年 丙申月 己未日	丙午年 丙申月 庚申日	丙午年 丙申月 辛酉日	丙午年 丙申月 壬戌日
节气历	立秋一候凉风至		立秋二候白露降				

本周节气： 本周由立秋一候凉风至进入立秋二候白露降。随着凉风渐起，天气下降，但尚未能形成雨珠。

调养重点： 根据五运六气理论，本周湿气偏重。湿邪重浊，侵袭人体下位，加上秋之气沉降，清气难以上升，湿阻经络，容易出现躯体感觉异常的症状，尤其要关注躯体的沉重感。

二、体质分析

重点需要注意调养的体质（★★★）	痰湿质
次要需要注意调养的体质（★★☆）	湿热质、气虚质、阳虚质
一般需要注意调养的体质（★☆☆）	平和质、特禀质、气郁质、阴虚质、血瘀质

- **痰湿质：**湿阻经络，气血不通，本周容易出现肢体麻木、沉重。
- **湿热质：**湿热互结，尤其在进食辛辣、油腻食物后，容易出现阴部潮湿、皮疹。
- **气虚质：**气不运湿，尤其在进食黏腻的食物后，容易出现腹胀、纳差。
- **阳虚质：**阳不化湿，尤其在进食生冷的食物后，容易出现头重、水肿。
- **平和质、特禀质、气郁质、阴虚质、血瘀质：**本周较为平稳。

三、体质调养建议

（一）痰湿质（★★★）

1. 饮食起居

- **膳食推荐：**茯苓陈皮薏苡仁水。
- **做法：**取适量茯苓、陈皮、炒薏苡仁。沸水冲泡。饭后代茶服用，本周饮用 3 次。
- **注意事项：**避免空腹服用，因陈皮辛燥，空腹服用可能会刺激胃部。孕妇慎用。

2. 运动锻炼

- **锻炼方式：**参考八段锦调理脾胃须单举式。
- **做法：**同第一周腹胀（脾虚湿困）的“三、体质调养建议 - 痰湿质 - 运动锻炼”的动作内容，巳时（09：00 ～ 11：00）练习最佳。
- **注意事项：**注意呼吸与动作配合，全套动作以缓慢、微汗为宜。练功衣着应适宜，注意避风，练功后不要立即接触冷水。

3. 不入口的药

- **方法：**睡前泡脚。
- **做法：**宜用藿香正气水 3 ～ 5 支兑入温水中，睡前泡脚 15 分钟。
- **注意事项：**注意水面没过脚踝，水温控制在 50℃以下，以微汗为宜。

4. 不破皮的针

- **方法：**穴位按揉。
- **操作：**辰时（07：00 ～ 09：00）按揉足三里穴，用拇指指腹贴穴，逆时针按揉 36 圈（以皮下微热为度）。
- **注意事项：**按揉穴位时避风，按揉至皮下微热、微微发胀为宜。

5. 备药建议

- **中成药：**香砂六君丸。
- **功效：**益气健脾，和胃。
- **适应证：**脾虚气滞，消化不良、嗳气食少、脘腹胀满、大便溏泄者。建议在医师指导下使用。

（二）湿热质（★★☆）

1. 饮食起居

- **膳食推荐：**栀子茯苓绿茶。
- **做法：**取适量栀子、茯苓、绿茶，沸水冲泡。饭后代茶饮用，本周饮用3次。
- **注意事项：**此代茶饮性质偏凉，若出现食欲不振、腹泻、畏寒等症状，应立即停止服用。

2. 运动锻炼

- **锻炼方式：**羽毛球。
- **做法：**选择晴朗天气在室内打羽毛球，推荐在申时（15：00～17：00）进行，持续1小时。强度不可太高，微微发汗即可。
- **注意事项：**注意在出汗后适当补充淡盐水，并换掉湿衣服，避免受寒。

3. 不破皮的针

- **方法：**穴位按揉。
- **操作：**亥时（21：00～23：00）按揉太冲穴，用拇指指腹贴穴，顺时针按揉36圈。
- **注意事项：**按揉穴位时避风，按揉至皮下微热、微微发胀为宜。

（三）气虚质（★★☆）

1. 饮食起居

- **膳食推荐：**茯苓饼。
- **做法：**取适量茯苓、炒薏苡仁、山药、莲子，加水调糊，文火煎至微黄，刷蜂蜜即可。宜辰时（07：00～09：00）早餐代餐食用。孕妇慎用。
- **注意事项：**血糖高者不宜添加蜂蜜。

2. 不破皮的针

- **方法：**摩腹。
- **操作：**用掌心顺时针摩腹36圈，再逆时针摩腹24圈，配合点按中脘穴、天枢穴，每次10分钟，巳时（09：00～11：00）进行最佳。
- **注意事项：**饭后半小时后进行，注意动作轻柔，避免暴力按压腹部。

（四）阳虚质（★★☆）

1. 饮食起居

- **方法：**晒背补阳。在晴朗天气，于午时阳光最盛时，背对太阳静坐15

分钟。

- **注意事项：**需要注意避风，并在晒背后喝适量淡盐水补充津液。

2. 运动锻炼

- **锻炼方式：**参考八段锦两手攀足固肾腰式。
- **做法：**同第一周腹胀（脾虚湿困）的“三、体质调养建议 - 阳虚质 - 运动锻炼”的动作内容，申时（15：00 ～ 17：00）练习效果最佳。
- **注意事项：**注意呼吸与动作配合，全套动作以缓慢、微汗为宜。练功衣着应适宜，注意避风，练功后不要立即接触冷水。

3. 不入口的药

- **方法：**睡前用中药泡脚。
- **操作：**宜用艾叶、藿香煮水，睡前泡脚 15 分钟。
- **注意事项：**注意水面没过脚踝，水温控制在 50℃以下，以微汗为宜。

4. 不破皮的针

- **方法：**命门穴、肾俞穴搓擦法。
- **操作：**将双手掌心搓热，快速上下搓擦命门穴及两侧肾俞穴，共 100 次，持续 5 分钟。在卯时（05：00 ～ 07：00）晨起后操作最佳。
- **注意事项：**注意在室内进行，避免吹风受寒。

（五）平和质、特禀质、气郁质、阴虚质、血瘀质（★☆☆）

1. 饮食起居

少吃水果、冷饮等生冷之品，少吃鱼腥草、蒲公英等凉性食物，少吃糍粑、年糕、粽子等糯米制品。

2. 运动锻炼

适当运动，避免剧烈运动、大量出汗，注意预防中暑。

3. 情志调养

避免忧思，多参与轻松愉快的活动。

第二十九周

痿证

（湿邪困脾）

一、历法解析

历法	周一	周二	周三	周四	周五	周六	周日
公历	2026 年 8 月 17 日	2026 年 8 月 18 日	2026 年 8 月 19 日	2026 年 8 月 20 日	2026 年 8 月 21 日	2026 年 8 月 22 日	2026 年 8 月 23 日
农历	马年 七月初五	马年 七月初六	马年 七月初七	马年 七月初八	马年 七月初九	马年 七月初十	马年 七月十一
干支历	丙午年 丙申月 癸亥日	丙午年 丙申月 甲子日	丙午年 丙申月 乙丑日	丙午年 丙申月 丙申日	丙午年 丙申月 丁卯日	丙午年 丙申月 戊辰日	丙午年 丙申月 己巳日
节气历	立秋三候蝉始鸣						处暑一候 鹰乃祭鸟

本周节气： 本周节气从立秋三候进入处暑一候。秋蝉争鸣，但感受到阴气渐生，昼热夜凉，鸣声减弱。进入处暑后，暑气消失，鹰感受到肃杀之气开始捕猎诸鸟。

调养重点： 根据五运六气理论，本周湿气偏重，湿困脾土，且阻滞气血，容易出现神经系统的症状，尤其要注意肌肉的软弱无力，甚至痿证。

二、体质分析

重点需要注意调养的体质（★★★）	痰湿质
次要需要注意调养的体质（★★☆）	湿热质、气虚质、阴虚质
一般需要注意调养的体质（★☆☆）	平和质、气郁质、特禀质、阳虚质、血瘀质

- **痰湿质：** 痰湿困脾，阻滞经脉，本周易出现肌肉软弱无力、腹泻。
- **湿热质：** 湿热侵袭肌肉，在进食辛辣、油腻食物后，本周易出现肌肉软弱无力、身体困重。
- **气虚质：** 气虚湿困，不能濡养肌肉，劳累后容易出现肌肉软弱无力、腹胀。
- **阴虚质：** 阴血不足，经脉失养，尤其在熬夜后，容易出现肌肉软弱无力、头晕目眩。
- **平和质、气郁质、特禀质、阳虚质、血瘀质：** 本周较为平稳。

三、体质调养建议

（一）痰湿质（★★★）

1. 饮食起居

- **膳食推荐：** 茯苓陈皮薏苡仁水。
- **做法：** 取适量茯苓、陈皮、生薏苡仁煮水。代茶饮，本周饮用 3 次。
- **注意事项：** 建议饭后服用，因为陈皮辛燥，空腹服用可能会刺激胃黏膜。孕妇禁用。

2. 运动锻炼

- **锻炼方式：** 参考八段锦调理脾胃须单举式。
- **做法：** 同第一周腹胀（脾虚湿困）的“三、体质调养建议 - 痰湿质 - 运动锻炼”的动作内容，巳时（09：00 ～ 11：00）练习最佳。
- **注意事项：** 注意呼吸与动作配合，全套动作以缓慢、微汗为宜。练功衣着应适宜，注意避风，练功后不要立即接触冷水。

3. 不入口的药

- **方法：** 佩戴中药香囊。
- **做法：** 取适量苍术、佩兰，打粉后装入囊袋。将香囊挂于膻中穴处，每日佩戴。每 2 周更换一次粉末，时时揉搓。
- **注意事项：** 粉尘过敏者禁用。

4. 不破皮的针

- **方法：** 穴位按揉。
- **操作：** 巳时（09：00 ～ 11：00）按揉阴陵泉穴，用拇指指腹贴穴，顺时针按揉 36 圈。
- **注意事项：** 按揉穴位时避风，按揉至皮下微热、微微发胀为宜。

5. 备药建议

- **中成药：** 香砂六君丸。
- **功效：** 益气健脾，和胃。

- **适应证：** 脾虚气滞，消化不良、嗳气食少、脘腹胀满、大便溏泄者。建议在医师指导下使用。

（二）湿热质（★★☆）

1. 饮食起居

- **膳食推荐：** 荷叶茯苓茶。
- **做法：** 取适量荷叶、茯苓，沸水冲泡。代茶饮，本周饮用 3 次。
- **注意事项：** 本饮品性质偏凉，禁止空腹饮用。

2. 运动锻炼

- **锻炼方式：** 慢跑。
- **做法：** 晴天阴凉下，保持中低强度慢跑，持续 30 分钟，微微发汗最佳，推荐在申时（15：00～17：00）进行。
- **注意事项：** 保持呼吸频率及步伐平稳。微汗为度，汗出后及时更换干爽衣物。避风避寒，慢跑后切勿马上进入空调房。

3. 不破皮的针

- **方法：** 穴位按揉。
- **操作：** 巳时（09：00～11：00）按揉丰隆穴，用拇指指腹贴穴，顺时针按揉 36 圈。
- **注意事项：** 按揉穴位时避风，按揉至皮下微热、微微发胀为宜。

（三）气虚质（★★☆）

1. 饮食起居

- **膳食推荐：** 山药莲子粥。
- **做法：** 取适量山药、莲子、大米，一并入锅，加水适量煮成粥。温热食用，每日 1 次。
- **注意事项：** 大便干结者慎用。

2. 不破皮的针

- **方法：** 睡前揉腹按摩。
- **操作：** 掌心顺时针摩腹 36 圈，再逆时针摩腹 24 圈，配合点按关元穴，每次 10 分钟。
- **注意事项：** 睡前 1 小时进行，注意动作轻柔，避免暴力按压腹部。

（四）阴虚质（★★☆）

1. 饮食起居

规律作息，早睡（不超过 23：00）早起。

2. 运动锻炼

- **锻炼方式：**参考八段锦两手攀足固肾腰式。
- **做法：**同第一周腹胀（脾虚湿困）的“三、体质调养建议 - 阳虚质 - 运动锻炼”的动作内容，在酉时（17：00 ～ 19：00）练习最佳。
- **注意事项：**注意呼吸与动作配合，全套动作以缓慢、微汗为宜。练功衣着应适宜，注意避风，练功后不要立即接触冷水。

3. 不破皮的针

- **方法：**推搓涌泉穴。
- **操作：**每晚睡觉前，用一手握住脚趾，另一手用力摩擦脚心，搓擦几百下，直到感觉脚心发热，换另一只脚，用同样的方法搓热脚心。
- **注意事项：**阴虚火旺者搓毕宜喝适量淡盐水，有助于引火归原。

（五）平和质、气郁质、特禀质、阳虚质、血瘀质（★☆☆）

1. 饮食起居

少吃糍粑、年糕、粽子等糯米制品。宜早睡（不超过 23：00）早起。

2. 运动锻炼

适当运动，以促进湿邪排出。

第三十周

带下浑浊

（湿热下注）

一、历法解析

历法	周一	周二	周三	周四	周五	周六	周日
公历	2026 年 8 月 24 日	2026 年 8 月 25 日	2026 年 8 月 26 日	2026 年 8 月 27 日	2026 年 8 月 28 日	2026 年 8 月 29 日	2026 年 8 月 30 日
农历	马年 七月十二	马年 七月十三	马年 七月十四	马年 七月十五	马年 七月十六	马年 七月十七	马年 七月十八
干支历	丙午年 丙申月 庚午日	丙午年 丙申月 辛未日	丙午年 丙申月 壬申日	丙午年 丙申月 癸酉日	丙午年 丙申月 甲戌日	丙午年 丙申月 乙亥日	丙午年 丙申月 丙子日
节气历	处暑一候鹰乃祭鸟				处暑二候天地始肃		

本周节气： 本周处于处暑节气的第一候与第二候。入秋后，天地间阴气渐重，肃杀之气渐浓，鹰感其气始捕杀诸鸟。

调养重点： 根据五运六气理论，本周总体呈现阳降阴升且湿气偏重的气候特点。湿为阴邪，易袭阴位，且易郁久化热，湿热之邪困阻人体下焦，容易出现泌尿、生殖系统的症状，女性在本周尤其要注意带下浑浊。

二、体质分析

重点需要注意调养的体质（★★★）	湿热质
次要需要注意调养的体质（★★☆）	痰湿质、气虚质、阴虚质
一般需要注意调养的体质（★☆☆）	平和质、特禀质、气郁质、阳虚质、血瘀质

- **湿热质：**湿热下注，困阻任、带二脉，本周容易出现带下浑浊、阴部瘙痒。
- **痰湿质：**痰湿阻滞胞宫，尤其在进食辛辣、油腻食物后，容易出现带下浑浊、阴部潮湿。
- **气虚质：**气不运湿，且固摄无权，尤其在进食黏腻食物后，容易出现腹胀、带下量多。
- **阴虚质：**阴虚虚火灼液，尤其在熬夜后，容易出现口干、口苦。
- **平和质、特禀质、气郁质、阳虚质、血瘀质：**本周较为平稳。

三、体质调养建议

（一）湿热质（★★★）

1. 饮食起居

- **膳食推荐：**薏苡仁水。
- **做法：**取适量炒薏苡仁煮水，巳时（09：00 ～ 11：00）温服最佳。本周饮用 3 次。
- **注意事项：**孕妇慎用。

2. 运动锻炼

- **锻炼方式：**中高强度的中长跑。
- **做法：**在凉爽的清晨，选择绿化较好的公园，进行中高强度的中长跑，持续 30 分钟，推荐在卯时（05：00 ～ 07：00）进行运动。
- **注意事项：**避免空腹剧烈运动、饱餐后立即运动。跑步时避风寒及潮湿环境，出汗后及时补充水分及电解质、更换干爽衣物。跑步后切勿马上进入空调房。

3. 情志调养

- **调养方式：**晨起调息。
- **做法：**卯时（05：00 ～ 07：00）面东盘坐，双手叠放于膻中穴处，腹式呼吸 7 次。
- **注意事项：**脊柱正直，双肩放松，双脚交叉至大腿下。若柔韧性不足，可垫高臀部，减轻腰部压力。

4. 不破皮的针

- **方法：**穴位按揉。
- **操作：**亥时（21：00 ～ 23：00）按揉阴陵泉穴，心烦时按揉太冲穴。用拇指指腹贴穴，顺时针按揉 36 圈。
- **注意事项：**按揉穴位时避风，按揉至皮下微热、微微发胀为宜。

5. 备药建议

- 中成药：四妙丸。
- 功效：清热利湿。
- 适应证：湿热下注，足膝红肿、筋骨疼痛者；妇科湿热下注型白带、阴部瘙痒者。建议在医师指导下使用。

（二）痰湿质（★★☆）

1. 饮食起居

- 膳食推荐：茯苓扁豆薏苡仁粥。
- 做法：取适量茯苓、炒白扁豆、炒薏苡仁，加水熬粥，早晨随餐服用。本周服用 3 次。
- 注意事项：消化功能较弱者，建议将粥煮至软烂，避免腹胀。孕妇慎用。

2. 运动锻炼

- 锻炼方式：参考八段锦调理脾胃须单举式。
- 做法：同第一周腹胀（脾虚湿困）的“三、体质调养建议 - 痰湿质 - 运动锻炼”的动作内容，巳时（09：00 ～ 11：00）进行最宜。
- 注意事项：注意呼吸与动作配合，全套动作以缓慢、微汗为宜。练功衣着应适宜，注意避风，练功后不要立即接触冷水。

3. 不破皮的针

- 方法：穴位按揉。
- 操作：申时（15：00 ～ 17：00）按揉丰隆穴、足三里穴，用拇指指腹贴穴，每个穴位顺时针按揉 36 圈。
- 注意事项：按揉穴位时避风，按揉至皮下微热、微微发胀为宜。

（三）气虚质（★★☆）

1. 饮食起居

- 膳食推荐：山药芡实莲子粥。
- 做法：取适量山药、芡实、莲子，加水熬粥，早晨随餐服用。本周服用 3 次。
- 注意事项：习惯性便秘者慎用。

2. 运动锻炼

- 锻炼方式：打太极拳。
- 做法：辰时（07：00 ～ 09：00）顺应阳气升发练习太极拳。
- 注意事项：动作要舒缓，配合呼吸；避风避水。

3. 不破皮的针

- 方法：穴位按揉。

- **操作：** 辰时（07：00 ～ 09：00）按揉足三里穴、阴陵泉穴，用拇指指腹贴穴，每个穴位顺时针按揉 36 圈。
- **注意事项：** 按揉穴位时避风，按揉至皮下微热、微微发胀为宜。

（四）阴虚质（★★☆）

1. 饮食起居

- **膳食推荐：** 菊花茶。
- **做法：** 取菊花适量，沸水冲泡。酉时（17：00 ～ 19：00）温服最佳。本周服用 3 次。
- **注意事项：** 禁止空腹饮用。花粉过敏者禁用。

2. 情志调养

- **调养方式：** 冥想。
- **做法：** 同第二十六周头晕（痰湿蒙窍）的“三、体质调养建议 - 湿热质 - 情志调养”。
- **注意事项：** 注意避风，保证环境安静；饭后 1 小时内避免练习。

3. 不破皮的针

- **方法：** 穴位按揉。
- **操作：** 酉时（17：00 ～ 19：00）按揉太溪穴，用拇指指腹贴穴，顺时针按揉 36 圈。
- **注意事项：** 按揉穴位时避风，按揉至皮下微热、微微发胀为宜。

（五）平和质、特禀质、气郁质、阳虚质、血瘀质（★☆☆）

1. 饮食起居

下列食物应少吃：水果、冷饮等生冷之品，火锅、烧烤等辛辣之品，用鱼腥草、蒲公英等凉性食材泡的茶饮，糍粑、年糕、粽子等糯米制品。

2. 运动锻炼

适当运动，注意防风防寒，避免大量出汗。

3. 情志调养

避免忧思，多参与轻松愉快的活动。

第三十一周

腹泻

（脾胃虚弱）

一、历法解析

历法	周一	周二	周三	周四	周五	周六	周日
公历	2026 年 8 月 31 日	2026 年 9 月 1 日	2026 年 9 月 2 日	2026 年 9 月 3 日	2026 年 9 月 4 日	2026 年 9 月 5 日	2026 年 9 月 6 日
农历	马年 七月十九	马年 七月二十	马年 七月廿一	马年 七月廿二	马年 七月廿三	马年 七月廿四	马年 七月廿五
干支历	丙午年 丙申月 丁丑日	丙午年 丙申月 戊寅日	丙午年 丙申月 己卯日	丙午年 丙申月 庚辰日	丙午年 丙申月 辛巳日	丙午年 丙申月 壬午日	丙午年 丙申月 癸未日
节气历	处暑二候天地始肃		处暑三候禾乃登				

本周节气：本周由处暑二候进入三候，阴气渐生，天地之气肃降。谷、稻等农作物逐渐成熟。

调养重点：根据五运六气理论，本周土气太过，脾土被克，暑气仍余，此时若仍贪凉、饮冷，容易出现消化系统的症状，尤其需要注意脾胃虚弱导致的腹泻、腹胀等症状。

二、体质分析

重点需要注意调养的体质（★★★）	痰湿质
次要需要注意调养的体质（★★☆）	阳虚质、气虚质、湿热质
一般需要注意调养的体质（★☆☆）	平和质、特禀质、气郁质、血瘀质、阴虚质

- **痰湿质：**痰湿困脾，运化失常，本周容易出现腹泻、腹胀、纳差。
- **阳虚质：**阳虚不化寒湿，尤其在贪凉、饮冷后，容易出现腹痛、腹泻。
- **气虚质：**湿邪阻滞，运化无力，尤其在饮食黏滞、劳累后，容易出现腹胀、乏力。
- **湿热质：**湿热互结，尤其在进食辛辣、油腻的食物后，容易出现腹泻、阴部潮湿。
- **平和质、特禀质、气郁质、血瘀质、阴虚质：**本周较为平稳。

三、体质调养建议

（一）痰湿质（★★★）

1. 饮食起居

- **膳食推荐：**茯苓薏苡仁水。
- **做法：**取适量茯苓、生薏苡仁煮水。代茶饮，本周饮用 3 次。
- **注意事项：**脾胃虚弱者可改用炒薏苡仁。孕妇禁用。

2. 运动锻炼

- **锻炼方式：**参考八段锦调理脾胃须单举式。
- **做法：**同第一周腹胀（脾虚湿困）的“三、体质调养建议 - 痰湿质 - 运动锻炼”的动作内容，巳时（09：00 ～ 11：00）练习最佳。
- **注意事项：**注意呼吸与动作配合，全套动作以缓慢、微汗为宜。练功衣着应适宜，注意避风，练功后不要立即接触冷水。

3. 不入口的药

- **方法：**睡前泡脚。
- **做法：**宜用藿香正气水 3 ～ 5 支兑入温水中，睡前泡脚 15 分钟。
- **注意事项：**水面没过脚踝，水温控制在 50℃以下，以微汗为宜。

4. 不破皮的针

- **方法：**穴位按揉。
- **操作：**辰时（07：00 ～ 09：00）按揉足三里穴，用拇指指腹贴穴，顺时针按揉 36 圈。
- **注意事项：**按揉穴位时避风，按揉至皮下微热、微微发胀为宜。

5. 备药建议

- **中成药：**香砂六君丸。
- **功效：**益气健脾，和胃。
- **适应证：**脾虚气滞，消化不良、嗳气食少、脘腹胀满、大便溏泄者。建议在医师指导下使用。

（二）阳虚质（★★☆）

1. 饮食起居

忌口生冷水果、凉茶、糯米制品等。

2. 不入口的药

- 方法：睡前泡脚。
- 做法：热水中放入少量食盐，睡前泡脚 15 分钟。
- 注意事项：注意水面没过脚踝，水温控制在 50℃以下，以微汗为宜。

3. 不破皮的针

- 方法：穴位按揉。
- 操作：午时（11：00 ～ 13：00）按揉中脘穴，用拇指指腹贴穴，顺时针按揉 36 圈。
- 注意事项：按揉穴位时避风，按揉至皮下微热、微微发胀为宜。

（三）气虚质（★★☆）

1. 饮食起居

- 膳食推荐：山药莲子粥。
- 做法：取适量山药、莲子、白米，一并入锅，加水适量煮成粥。温热食用，每日 1 次。
- 注意事项：大便干结者慎用。

2. 不入口的药

- 方法：睡前泡脚。
- 做法：宜用藿香正气水 3 ～ 5 支兑入温水中，睡前泡脚 15 分钟。
- 注意事项：水面没过脚踝，水温控制在 50℃以下，以微汗为宜。

3. 不破皮的针

- 方法：穴位按揉。
- 操作：巳时（09：00 ～ 11：00）按揉足三里穴，用拇指指腹贴穴，顺时针按揉 36 圈。
- 注意事项：按揉穴位时避风，按揉至皮下微热、微微发胀为宜。

（四）湿热质（★★☆）

1. 饮食起居

忌食：芒果、榴莲、菠萝蜜、荔枝、龙眼等温热性质的水果，牛肉、羊肉等发物，油炸、烧烤等油腻、味重的食物。

2. 运动锻炼

- **锻炼方式：** 慢跑。
- **做法：** 晴天阴凉处（阳光不直射），保持中低强度慢跑，持续30分钟，微微发汗最佳，推荐在申时（15：00～17：00）进行。
- **注意事项：** 保持呼吸频率及步伐平稳，避风避寒，微汗为度，汗出后及时更换干爽衣物。慢跑后切勿马上进入空调房。

3. 不破皮的针

- **方法：** 穴位按揉。
- **操作：** 申时（15：00～17：00）按揉足三里穴，用拇指指腹贴穴，顺时针按揉36圈。
- **注意事项：** 按揉穴位时避风，按揉至皮下微热、微微发胀为宜。

（五）平和质、特禀质、气郁质、血瘀质、阴虚质（★☆☆）

1. 饮食起居

少吃下列食物：水果、冷饮等生冷之品，含有鱼腥草、蒲公英等凉性食材的茶饮，糍粑、年糕、粽子等糯米制品。

2. 运动锻炼

适当运动，以促进湿邪排出体外。注意避免大汗损伤正气。

3. 情志调养

避免忧思，多参与轻松愉快的活动。

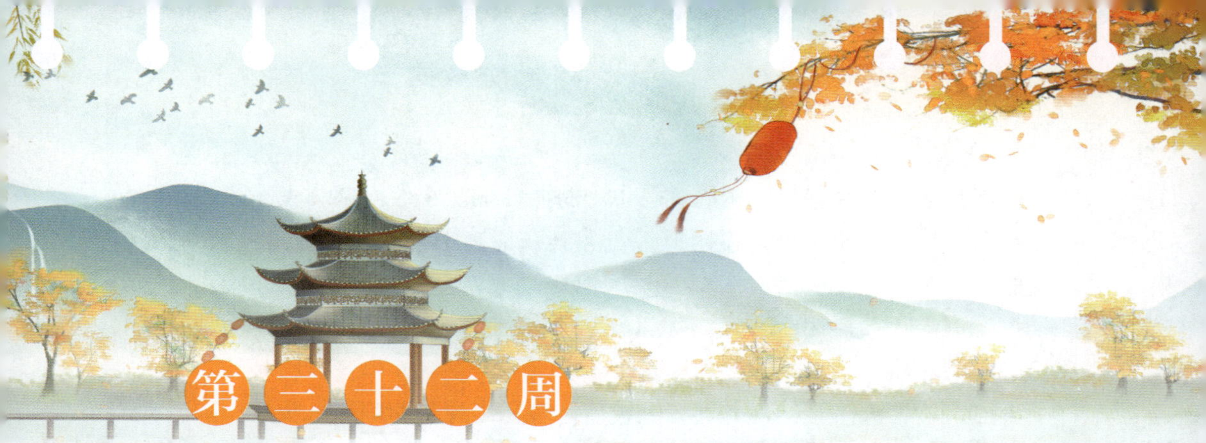

第三十二周

胁肋痛

（肝经湿热）

一、历法解析

历法	周一	周二	周三	周四	周五	周六	周日
公历	2026 年 9 月 7 日	2026 年 9 月 8 日	2026 年 9 月 9 日	2026 年 9 月 10 日	2026 年 9 月 11 日	2026 年 9 月 12 日	2026 年 9 月 13 日
农历	马年 七月廿六	马年 七月廿七	马年 七月廿八	马年 七月廿九	马年 八月初一	马年 八月初二	马年 八月初三
干支历	丙午年 丁酉月 甲申日	丙午年 丁酉月 乙酉日	丙午年 丁酉月 丙戌日	丙午年 丁酉月 丁亥日	丙午年 丁酉月 戊子日	丙午年 丁酉月 己丑日	丙午年 丁酉月 庚寅日
节气历	白露一候鸿雁来					白露二候玄鸟归	

本周节气： 本周经历白露一候和二候。一候鸿与雁从北向南迁徙。二候燕子飞往南方温暖之地。

调养重点： 根据五运六气理论，本周土气太过，土反侮木，湿阻肝经，同时燥金伐木，如有熬夜、情绪波动等情况易伤肝，容易出现神经系统（如肋间神经痛）的病症，尤其要注意肝经湿热导致的胁肋疼痛。

二、体质分析

重点需要注意调养的体质（★★★）	湿热质
次要需要注意调养的体质（★★☆）	气郁质、痰湿质、血瘀质
一般需要注意调养的体质（★☆☆）	平和质、特禀质、阳虚质、阴虚质、气虚质

- **湿热质：** 肝经湿热，本周容易出现胁肋疼痛、小便淋漓、失眠。
- **气郁质：** 气机不畅，湿阻肝经，尤其在情志不畅时，容易出现胁肋胀痛、腹胀。
- **痰湿质：** 痰湿阻于经络，尤其在进食黏滞的食物后，容易出现胁肋疼痛、口中黏腻。
- **血瘀质：** 湿瘀互结，尤其在熬夜后，容易出现胁肋刺痛、头晕。
- **平和质、特禀质、阳虚质、阴虚质、气虚质：** 本周较为平稳。

三、体质调养建议

（一）湿热质（★★★）

1. 饮食起居

- **膳食推荐：** 栀子茯苓茶。
- **做法：** 取适量炒栀子、茯苓，沸水冲泡。代茶饮，本周饮用 3 次。
- **注意事项：** 本饮品性质偏凉，禁止空腹饮用。

2. 运动锻炼

- **锻炼方式：** 参考八段锦摇头摆尾去心火式。
- **做法：** 同第三周失眠（心肾不交）的“三、体质调养建议 - 阴虚质 - 运动锻炼”的动作内容，午时（11：00 ～ 13：00）练习最佳。
- **注意事项：** 注意呼吸与动作配合，全套动作以缓慢、微汗为宜。练功衣着应适宜，注意避风，练功后不要立即接触冷水。

3. 情志调养

- **调养方式：** 五音疗法。
- **做法：** 午时（11：00 ～ 13：00）连续播放 3 遍角调式音乐《胡笳十八拍》。
- **注意事项：** 呼吸配合音乐节奏进行，如出现身体不适，应立即停止。

4. 不入口的药

- **方法：** 睡前用中药泡脚。
- **做法：** 宜用适量茵陈煮水，睡前泡脚 15 分钟。
- **注意事项：** 注意水面没过脚踝，水温控制在 50℃以下，以微汗为宜。

5. 不破皮的针

- **方法：** 穴位按揉。
- **操作：** 午时（11：00 ～ 13：00）按揉曲池穴，用拇指指腹贴穴，顺时针按揉 36 圈。
- **注意事项：** 按揉穴位时避风，按揉至皮下微热、微微发胀为宜。

6. 备药建议

- **中成药：** 龙胆泻肝丸。
- **功效：** 清肝胆，利湿热。
- **适应证：** 肝胆湿热，头晕目赤、耳鸣耳聋、胁痛口苦、尿赤、湿热带下者。建议在医师指导下使用。

（二）气郁质（★★☆）

1. 饮食起居

- **膳食推荐：** 砂仁佛手茶。
- **做法：** 取适量砂仁、佛手，沸水冲泡。代茶饮，本周饮用 3 次。
- **注意事项：** 禁止空腹饮用。

2. 运动锻炼

- **锻炼方式：** 参考八段锦两手托天理三焦式。
- **做法：** 同第二周震颤（阴虚风动）的“三、体质调养建议 - 气郁质 - 运动锻炼”的动作内容，辰时（07：00 ～ 09：00）练习最佳。
- **注意事项：** 注意呼吸与动作配合，全套动作以缓慢、微汗为宜。练功衣着应适宜，注意避风，练功后不要立即接触冷水。

3. 不破皮的针

- **方法：** 穴位按揉。
- **操作：** 巳时（09：00 ～ 11：00）按揉太冲穴，用拇指指腹贴穴，逆时针按揉 36 圈。
- **注意事项：** 按揉穴位时避风，按揉至皮下微热、微微发胀为宜。

（三）痰湿质（★★☆）

1. 饮食起居

- **膳食推荐：** 桔梗茯苓薏苡仁茶。
- **做法：** 取适量桔梗、茯苓、生薏苡仁煮水。代茶饮，本周饮用 3 次。
- **注意事项：** 禁止空腹饮用。孕妇禁用。

2. 运动锻炼

- **锻炼方式：** 参考八段锦调理脾胃须单举式。
- **做法：** 同第一周腹胀（脾虚湿困）的“三、体质调养建议 - 痰湿质 - 运动锻炼”的动作内容，巳时（09：00 ～ 11：00）练习最佳。
- **注意事项：** 注意呼吸与动作配合，全套动作以缓慢、微汗为宜。练功衣着应适宜，注意避风，练功后不要立即接触冷水。

3. 不破皮的针

- **方法：** 穴位按揉。
- **操作：** 巳时（09：00 ～ 11：00）按揉足三里穴，用拇指指腹贴穴，顺时针按揉 36 圈。
- **注意事项：** 按揉穴位时避风，按揉至皮下微热、微微发胀为宜。

（四）血瘀质（★★☆）

1. 饮食起居

避免熬夜，早睡（不超过 23：00）早起。

2. 运动锻炼

- **锻炼方式：** 参考八段锦两手托天理三焦式。
- **做法：** 同第二周震颤（阴虚风动）的“三、体质调养建议 - 气郁质 - 运动锻炼”的动作内容，在午时（11：00 ～ 13：00）练习最佳。
- **注意事项：** 注意呼吸与动作配合，全套动作以缓慢、微汗为宜。练功衣着应适宜，注意避风，练功后不要立即接触冷水。

3. 不破皮的针

- **方法：** 穴位按摩法。
- **操作：** 亥时（21：00 ～ 23：00）按揉血海穴，用拇指指腹贴穴，顺时针按揉 36 圈。
- **注意事项：** 按揉穴位时避风，按揉至皮下微热、微微发胀为宜。

（五）平和质、特禀质、阳虚质、阴虚质、气虚质（★☆☆）

1. 饮食起居

- 少吃下列食物：水果、冷饮等生冷之品，用鱼腥草、蒲公英等凉性食材泡的茶饮，糍粑、年糕、粽子等糯米制品。
- 早睡（不超过 23：00）早起。

2. 运动锻炼

适当运动，以促进湿邪排出。

3. 情志调养

避免忧思，多参与轻松愉快的活动。

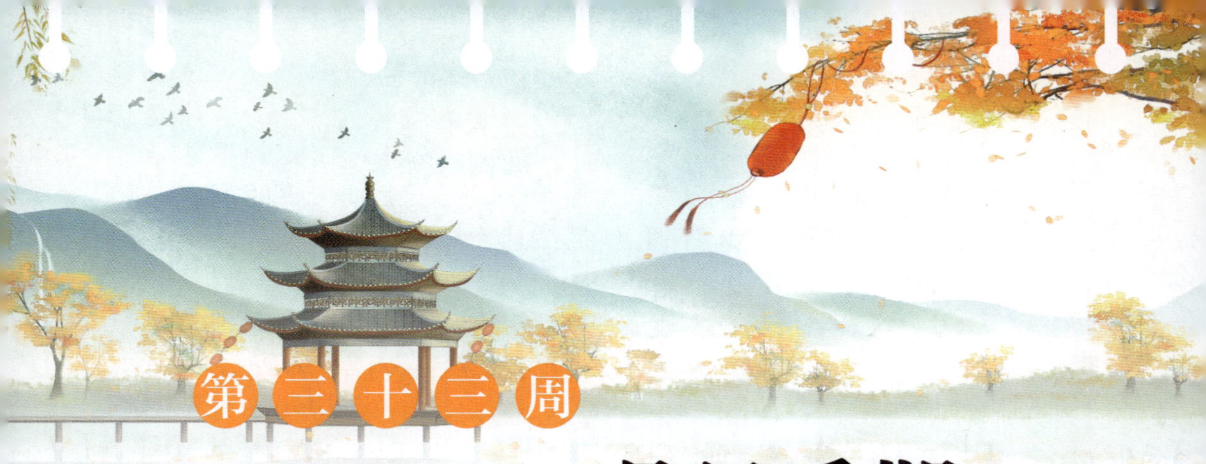

第三十三周

月经后期

（气滞血瘀）

一、历法解析

历法	周一	周二	周三	周四	周五	周六	周日
公历	2026 年 9 月 14 日	2026 年 9 月 15 日	2026 年 9 月 16 日	2026 年 9 月 17 日	2026 年 9 月 18 日	2026 年 9 月 19 日	2026 年 9 月 20 日
农历	马年 八月初四	马年 八月初五	马年 八月初六	马年 八月初七	马年 八月初八	马年 八月初九	马年 八月初十
干支历	丙午年 丁酉月 辛卯日	丙午年 丁酉月 壬辰日	丙午年 丁酉月 癸巳日	丙午年 丁酉月 甲午日	丙午年 丁酉月 乙未日	丙午年 丁酉月 丙申日	丙午年 丁酉月 丁酉日
节气历	白露二候玄鸟归			白露三候群鸟养羞			

本周节气：本周节气由白露二候进入白露三候。白露二候燕子从北方回归南方，三候时众多鸟类开始储藏用于过冬的食物。

调养重点：根据五运六气理论，本周湿气较盛，容易侵袭下位，阻滞气血运行；岁运太水制约心火，易扰乱气血运行；加之情绪波动或晚睡，容易出现生殖系统的症状，尤其女性需要注意月经后期。

二、体质分析

重点需要注意调养的体质（★★★）	气郁质
次要需要注意调养的体质（★★☆）	痰湿质、血瘀质、阳虚质
一般需要注意调养的体质（★☆☆）	平和质、特禀质、气虚质、阴虚质、湿热质

- **气郁质：**气滞湿阻，血行不畅，本周容易出现月经后期、胁肋胀痛。
- **痰湿质：**痰湿阻络，冲任不调，尤其在进食黏腻食物后，容易出现月经后期、带下浑浊。
- **血瘀质：**瘀与湿阻于胞宫，尤其在熬夜后，容易出现月经后期、痛经。
- **阳虚质：**阳虚湿阻，失于温通，尤其在进食生冷食物后，容易出现月经后期、腹泻。
- **平和质、特禀质、气虚质、阴虚质、湿热质：**本周较为平稳。

三、体质调养建议

（一）气郁质（★★★）

1. 饮食起居

- **膳食推荐：**茯苓佛手合欢花茶。
- **做法：**取适量佛手、茯苓、合欢花，沸水冲泡。代茶饮，本周饮用 3 次。
- **注意事项：**本饮品性质走散，建议饭后服用。

2. 运动锻炼

- **锻炼方式：**参考八段锦两手托天理三焦式。
- **做法：**同第二周震颤（阴虚风动）的“三、体质调养建议 - 气郁质 - 运动锻炼”的动作内容，在午时（11：00 ～ 13：00）练习最佳。
- **注意事项：**注意呼吸与动作配合，全套动作以缓慢、微汗为宜。练功衣着应适宜，注意避风，练功后不要立即接触冷水。

3. 不入口的药

- **方法：**佩戴中药香囊。
- **做法：**取适量木香、陈皮，打粉后装入囊袋。将香囊挂于膻中穴处，每日佩戴。每 2 周更换一次粉末，时时揉搓。
- **注意事项：**粉尘过敏者禁用。

4. 不破皮的针

- **方法：**穴位按揉。
- **操作：**巳时（09：00 ～ 11：00）按揉太冲穴，用拇指指腹贴穴，逆时针按揉 36 圈。
- **注意事项：**按揉穴位时避风，按揉至皮下微热、微微发胀为宜。

5. 备药建议

- **中成药：**逍遥丸。
- **功效：**疏肝健脾，养血调经。
- **适应证：**肝气不舒所致的郁闷不舒、胸胁胀痛、头晕目眩、食欲减退、月经不调者。建议在医师指导下使用。

（二）痰湿质（★★☆）

1. 饮食起居

- **膳食推荐：**桔梗茯苓薏苡仁茶。
- **做法：**取适量桔梗、茯苓、生薏苡仁煮水。代茶饮，本周饮用 3 次。
- **注意事项：**禁止空腹饮用。孕妇禁用。

2. 运动锻炼

- **锻炼方式：**参考八段锦调理脾胃须单举式。
- **做法：**同第一周腹胀（脾虚湿困）的“三、体质调养建议 - 痰湿质 - 运动锻炼”的动作内容，巳时（09：00 ～ 11：00）练习最佳。
- **注意事项：**注意呼吸与动作配合，全套动作以缓慢、微汗为宜。练功衣着应适宜，注意避风，练功后不要立即接触冷水。

3. 不入口的药

- **方法：**睡前用中药泡脚。
- **做法：**用适量艾叶、生姜煮水，睡前泡脚 15 分钟。
- **注意事项：**水面没过脚踝，水温控制在 50℃以下，以微汗为宜。女性经期慎用，孕妇禁用。

（三）血瘀质（★★☆）

1. 饮食起居

早睡（23：00 前入睡）早起。

2. 运动锻炼

- **锻炼方式：**参考八段锦五劳七伤往后瞧式。
- **做法：**双脚开立，以腰为轴，上半身向左（右）缓慢后转，目视后方，肩部放松。配合呼吸。左右交替各 7 次，持续 10 分钟。
- **注意事项：**注意呼吸与动作配合，全套动作以缓慢、微汗为宜。练功衣着应适宜，注意避风，练功后不要立即接触冷水。

3. 不破皮的针

- **方法：**穴位按摩。
- **操作：**亥时（21：00 ～ 23：00）按揉血海穴，用拇指指腹贴穴，顺时针按揉 36 圈。
- **注意事项：**按揉穴位时避风，按揉至皮下微热、微微发胀为宜。

（四）阳虚质（★★☆）

1. 饮食起居

忌食生冷水果、凉茶、糯米制品等。

2. 运动锻炼

- **锻炼方式：** 晒背补阳。
- **做法：** 在晴朗天气，背对太阳静坐 15 分钟，在巳时（09：00 ～ 11：00）进行最佳。
- **注意事项：** 需要注意避风，并在晒背后喝适量淡盐水补充津液。

3. 不入口的药

- **方法：** 睡前泡脚。
- **做法：** 热水中放入少量食盐，睡前泡脚 15 分钟。
- **注意事项：** 注意水面没过脚踝，水温控制在 50℃以下，以微汗为宜。

（五）平和质、特禀质、气虚质、阴虚质、湿热质（★☆☆）

1. 饮食起居

少吃下列食物：水果、冷饮等生冷之品，鱼腥草、蒲公英等凉性食材泡的茶饮，糍粑、年糕、粽子等糯米制品。

2. 运动锻炼

适当运动，以促进湿邪排出，注意防风、防寒，避免大量出汗。

3. 情志调养

避免忧思，多参与轻松愉快的活动。

第三十四周

血糖不稳定

（阴虚燥热）

一、历法解析

历法	周一	周二	周三	周四	周五	周六	周日
公历	2026 年 9 月 21 日	2026 年 9 月 22 日	2026 年 9 月 23 日	2026 年 9 月 24 日	2026 年 9 月 25 日	2026 年 9 月 26 日	2026 年 9 月 27 日
农历	马年 八月十一	马年 八月十二	马年 八月十三	马年 八月十四	马年 八月十五	马年 八月十六	马年 八月十七
干支历	丙午年 丁酉月 戊戌日	丙午年 丁酉月 己亥日	丙午年 丁酉月 庚子日	丙午年 丁酉月 辛丑日	丙午年 丁酉月 壬寅日	丙午年 丁酉月 癸卯日	丙午年 丁酉月 甲辰日
节气历	白露三候群鸟养羞		秋分一候雷始收声				

本周节气： 本周由白露三候进入秋分一候，雷始收声，意味着阳气逐渐收敛，天地间万物也随之进入一派肃杀之象。

调养重点： 根据五运六气理论，本周湿气收敛，燥气显现，加之客气少阳相火的到来，使得温度略有回升，温燥之气易伤脾阴，若中秋佳节饮食不节，加重脾胃运化负担，容易出现内分泌系统的症状，尤其需注意阴虚燥热导致的血糖不稳定的情况。

二、体质分析

重点需要注意调养的体质（★★★）	阴虚质
次要需要注意调养的体质（★★☆）	湿热质、痰湿质、气虚质
一般需要注意调养的体质（★☆☆）	阳虚质、气郁质、血瘀质、平和质、特禀质

- **阴虚质：** 脾阴不足，运化失职，胃火灼津，本周容易出现血糖不稳定、腹痛。
- **湿热质：** 湿热困脾，运化失司，尤其在进食油腻食物后容易出现血糖不稳定、腹胀。
- **痰湿质：** 痰湿阻滞，气机不畅，尤其在进食黏滞食物后容易出现血糖不稳定、腹胀。
- **气虚质：** 肾气虚弱，不能固摄精微，脾气虚弱，不能运化水谷，尤其在过度劳累后容易出现血糖不稳定、腹泻。
- **阳虚质、气郁质、血瘀质、平和质、特禀质：** 本周较为平稳。

三、体质调养建议

（一）阴虚质（★★★）

1. 饮食起居

- **膳食推荐：** 马蹄雪梨煮水。
- **做法：** 用适量马蹄、雪梨切块煮水。酉时（17：00～19：00）温服最佳。本周饮用3次。
- **注意事项：** 糖尿病患者勿加糖。

2. 运动锻炼

- **锻炼方式：** 瑜伽。
- **做法：** 拉筋伸展，注意保持动作标准，每次30～45分钟，在申时（15：00～17：00）进行最佳。
- **注意事项：** 在室内进行，衣着宽松，避免吹风受寒。运动前热身，拉筋伸展，避免受伤。

3. 情志调养

- **调养方式：** 五音疗法。
- **做法：** 亥时（21：00～23：00）连续播放3遍羽调《汉宫秋月》。
- **注意事项：** 呼吸配合音乐节奏进行，如出现身体不适，应立即停止。

4. 不破皮的针

- **方法：** 穴位按揉。
- **操作：** 辰时（07：00～09：00）按揉足三里穴，亥时（21：00～23：00）按揉太溪穴，用拇指指腹贴穴，每个穴位顺时针按揉36圈。
- **注意事项：** 按揉穴位时避风，按揉至皮下微热、微微发胀为宜。

5. 备药建议

- **中成药：** 麦味地黄丸。

- **功效：**滋肾养肺。
- **适应证：**肺肾阴亏，潮热盗汗，咽干，眩晕耳鸣，腰膝酸软。建议在医师指导下使用。

（二）湿热质（★★☆）

1. 饮食起居

- **膳食推荐：**苦荞麦茶。
- **做法：**取苦荞麦适量，沸水冲泡。巳时（09：00 ～ 11：00）温服最佳。本周饮用 3 次。
- **注意事项：**禁止空腹饮用。

2. 运动锻炼

- **锻炼方式：**参考八段锦两手托天理三焦式。
- **做法：**同第二周震颤（阴虚风动）的“三、体质调养建议 - 气郁质 - 运动锻炼”的动作内容，辰时（07：00 ～ 09：00）练习效果最佳。
- **注意事项：**注意呼吸与动作配合，全套动作以缓慢、微汗为宜。练功衣着应适宜，注意避风，练功后不要立即接触冷水。

3. 不破皮的针

- **方法：**穴位按揉。
- **操作：**辰时（07：00 ～ 09：00）按压丰隆穴，用拇指指腹贴穴，顺时针按揉 36 圈。
- **注意事项：**按揉穴位时避风，按揉至皮下微热、微微发胀为宜。

（三）痰湿质（★★☆）

1. 饮食起居

- **膳食推荐：**冬瓜陈皮排骨汤。
- **做法：**取适量排骨、陈皮、生姜，放入砂锅中加入适量清水，大火煮开后转小火慢煲半小时左右，加入冬瓜再熬半小时，加入适量盐调味即可。作为午餐汤品食用，本周服用 3 ～ 5 次。
- **注意事项：**不可搭配大料、肥肉炖煮。

2. 运动锻炼

- **锻炼方式：**慢走。
- **做法：**晚饭后过半小时，慢走 3000 步。
- **注意事项：**避风寒，微汗为宜，晴天出行。

3. 不破皮的针

- **方法：**睡前揉腹。

- **操作：**睡前，掌心顺时针摩腹 36 圈，再逆时针 24 圈，配合点按中脘穴、天枢穴，每次 10 分钟。
- **注意事项：**注意动作轻柔，避免暴力按压腹部。

（四）气虚质（★★☆）

1. 饮食起居

- **膳食推荐：**山药粥。
- **做法：**取鲜山药、粳米各适量，山药洗净切片，与粳米同煮粥。早餐代餐食用，本周服用 3 次。
- **注意事项：**对山药过敏者禁食。

2. 运动锻炼

- **锻炼方式：**参考八段锦调理脾胃须单举式。
- **做法：**同第一周腹胀（脾虚湿困）的“三、体质调养建议 - 痰湿质 - 运动锻炼”的动作内容，辰时（07：00 ～ 09：00）练习效果最佳。
- **注意事项：**注意呼吸与动作配合，全套动作以缓慢、微汗为宜。练功衣着应适宜，注意避风，练功后不要立即接触冷水。

3. 情志调养

- **调养方式：**腹式呼吸法。
- **做法：**躺在床上，放松肩颈，两手置于腹部，用鼻缓慢吸气，腹部鼓起（胸部不动），想象气沉丹田，然后用口缓慢呼气，腹部内收，尽量排尽浊气。持续 15 分钟，在亥时（21：00 ～ 23：00）进行最佳。
- **注意事项：**保持情绪放松。

（五）阳虚质、气郁质、血瘀质、平和质、特禀质（★☆☆）

1. 饮食起居

- 进食宜细嚼慢咽。
- 少吃下列食物：水果、冷饮、牛奶等生冷之品，鸡肉、狗肉、牛肉、羊肉，胡椒、花椒、油炸制品等温燥、辛燥之品，月饼、奶茶等甜腻之品。

2. 运动锻炼

适当运动，减少久坐，注意不要大量出汗。

3. 情志调养

避免忧思，适当打坐，可听歌放松心情。

第三十五周

鼻塞

（凉燥伤肺）

一、历法解析

历法	周一	周二	周三	周四	周五	周六	周日
公历	2026年 9月28日	2026年 9月29日	2026年 9月30日	2026年 10月1日	2026年 10月2日	2026年 10月3日	2026年 10月4日
农历	马年 八月十八	马年 八月十九	马年 八月二十	马年 八月廿一	马年 八月廿二	马年 八月廿三	马年 八月廿四
干支历	丙午年 丁酉月 乙巳日	丙午年 丁酉月 丙午日	丙午年 丁酉月 丁未日	丙午年 丁酉月 戊申日	丙午年 丁酉月 己酉日	丙午年 丁酉月 庚戌日	丙午年 丁酉月 辛亥日
节气历	秋分二候蛰虫坯户					秋分三候水始涸	

本周节气：本周处于秋分二、三候，河水开始干涸，天气更加干燥。

调养重点：根据五运六气理论，本周燥气更重，加之处于秋分节气，更加干燥，燥邪易伤肺阴；若国庆假期外出游玩频繁，遇降温天气则易外感，凉燥伤肺，容易出现呼吸系统的症状，尤其需要注意鼻塞、鼻衄等症状。

二、体质分析

重点需要注意调养的体质（★★★）	阴虚质
次要需要注意调养的体质（★★☆）	气虚质、痰湿质、特禀质
一般需要注意调养的体质（★☆☆）	平和质、气郁质、阳虚质、湿热质、血瘀质

- **阴虚质：**肺阴不足，凉燥伤阴，本周容易出现鼻塞、鼻衄、咽干。
- **气虚质：**卫气不固，外感凉燥，尤其在外出游玩后容易出现鼻塞、咳嗽。
- **痰湿质：**痰湿阻滞，肺气不畅，外感后容易出现鼻塞流涕多、咳嗽痰多。
- **特禀质：**禀赋不足，易感外邪，容易出现鼻塞、流涕、喷嚏。
- **平和质、气郁质、阳虚质、湿热质、血瘀质：**本周较为平稳。

三、体质调养建议

（一）阴虚质（★★★）

1. 饮食起居

- **膳食推荐：**银耳百合莲子羹。
- **做法：**银耳泡发后与百合、莲子一起炖煮 30 分钟。早餐代餐食用，1 周服用 3 次。
- **注意事项：**外感期间不建议服用。

2. 运动锻炼

- **锻炼方式：**瑜伽。
- **做法：**拉筋伸展，注意保持动作标准，每次30～45分钟，在申时（15：00～17：00）进行最佳。
- **注意事项：**在室内进行，衣着宽松，避免吹风受寒。运动前热身，拉筋伸展。

3. 不破皮的针

- **方法：**穴位按揉。
- **操作：**卯时（05：00～07：00）按揉迎香穴，亥时（21：00～23：00）按压照海穴，用食指指腹贴穴，每个穴位顺时针按揉 36 圈。
- **注意事项：**按揉穴位时避风，按揉至皮下微热、微微发胀为宜。

4. 备药建议

- **中成药：**通宣理肺丸。
- **功效：**解表散寒，宣肺止嗽。
- **适应证：**风寒感冒咳嗽，咳痰不畅，发热恶寒，鼻塞流涕，头痛无汗，肢体酸痛。建议在医师指导下使用。

（二）气虚质（★★☆）

1. 饮食起居

- **膳食推荐：**南瓜羹。
- **做法：**将南瓜煮熟后直接压碎成泥，逐步加水搅拌至理想稠度，无须过滤。早餐代餐食用，本周服用 3 次。

- **注意事项：**南瓜过敏者禁食。

2. 运动锻炼

- **锻炼方式：**参考八段锦攒拳怒目增气力式。
- **做法：**同第六周眩晕（阴虚阳亢）的“三、体质调养建议 - 阴虚质 - 运动锻炼”的动作内容，辰时（07：00 ～ 09：00）练习效果最佳。
- **注意事项：**注意呼吸与动作配合，全套动作以缓慢、微汗为宜。练功衣着应适宜，注意避风，练功后不要立即接触冷水。

3. 不入口的药

- **方法：**佩戴中药香囊。
- **做法：**取适量藿香、紫苏叶、防风、辛夷花、陈皮、黄芪，打粉后装入囊袋。将香囊挂于膻中穴处，每日佩戴。每 2 周更换一次粉末，时时揉搓。
- **注意事项：**粉尘过敏者禁用。

4. 不破皮的针

- **方法：**睡前用中药泡脚。
- **操作：**取适量生姜煮水，睡前泡脚 15 分钟。
- **注意事项：**注意水面没过脚踝，水温控制在 50℃以下，以微汗为宜。

（三）痰湿质（★★☆）

1. 饮食起居

- **膳食推荐：**桂花茶。
- **做法：**取干桂花适量，热水冲泡，加冰糖或蜂蜜调味。巳时（09：00 ～ 11：00）温服最佳，本周饮用 3 次。
- **注意事项：**花粉过敏者禁用。

2. 运动锻炼

- **锻炼方式：**参考八段锦两手托天理三焦式。
- **做法：**同第二周震颤（阴虚风动）的“三、体质调养建议 - 气郁质 - 运动锻炼”的动作内容，辰时（07：00 ～ 09：00）练习最佳。
- **注意事项：**注意呼吸与动作配合，全套动作以缓慢、微汗为宜。练功衣着应适宜，注意避风，练功后不要立即接触冷水。

3. 不破皮的针

- **方法：**穴位按揉。
- **操作：**卯时（05：00 ～ 07：00）按揉迎香穴，辰时（07：00 ～ 09：00）按揉足三里穴，用拇指指腹贴穴，每个穴位顺时针按揉 36 圈。
- **注意事项：**按揉穴位时避风，按揉至皮下微热、微微发胀为宜。

（四）特禀质（★★☆）

1. 饮食起居

注意保暖，减少外出。重点防护头面、颈项部，少去江、河、湖、海等水边吹风。

2. 不入口的药

- 方法：佩戴中药香囊。
- 做法：取适量苍术、藿香、辛夷花，打粉后装入囊袋。将香囊挂于膻中穴处，每日佩戴。每 2 周更换一次粉末，时常揉捻，激发药香。
- 注意事项：粉尘过敏者禁用。

3. 不破皮的针

- 方法：耳穴压豆。
- 操作：取单侧耳穴肺穴、风溪穴，王不留行籽贴压，以穴位点有发热、胀痛感为度。建议在专业医师指导下操作。
- 注意事项：每日按压 3 ～ 5 次，每次 2 分钟，隔 2 日可换对侧耳穴贴压。

（五）平和质、气郁质、阳虚质、湿热质、血瘀质（★☆☆）

1. 饮食起居

少吃下列食物：胡椒、花椒、油炸食物等辛燥之品，鸡肉、狗肉、牛肉、羊肉等温燥之品，水果、牛奶等生冷之品，金银花、夏枯草等寒凉食材泡的茶饮。

2. 运动锻炼

避免户外剧烈运动，尽量选择在室内进行相对舒缓的运动。

3. 情志调养

避免急躁，睡前可打坐、听舒缓的音乐来放松心情。

第三十六周

唇风

（燥伤阴液）

一、历法解析

历法	周一	周二	周三	周四	周五	周六	周日
公历	2026 年 10 月 5 日	2026 年 10 月 6 日	2026 年 10 月 7 日	2026 年 10 月 8 日	2026 年 10 月 9 日	2026 年 10 月 10 日	2026 年 10 月 11 日
农历	马年 八月廿五	马年 八月廿六	马年 八月廿七	马年 八月廿八	马年 八月廿九	马年 九月初一	马年 九月初二
干支历	丙午年 丁酉月 壬子日	丙午年 丁酉月 癸丑日	丙午年 丁酉月 甲寅日	丙午年 戊戌月 乙卯日	丙午年 戊戌月 丙辰日	丙午年 戊戌月 丁巳日	丙午年 戊戌月 戊午日
节气历	秋分三候水始涸			寒露一候鸿雁来宾			

本周节气： 气候更加寒冷，但仍然干燥，河水干涸，大雁南飞，一派深秋寂静肃杀之象。

调养重点： 根据五运六气理论，本周燥气太过，阴液被伤；寒气太过，易伤脾阳，脾开窍于口，其华在唇，加之国庆假期可能会饮食不节制，容易出现口腔疾病，尤其需要注意唇风。

二、体质分析

重点需要注意调养的体质（★★★）	阴虚质
次要需要注意调养的体质（★★☆）	湿热质、气郁质、痰湿质
一般需要注意调养的体质（★☆☆）	平和质、特禀质、阳虚质、血瘀质、气虚质

- **阴虚质：**燥伤阴液，唇失濡养，本周容易出现唇风、口疮。
- **湿热质：**湿热蕴脾，唇失濡养，内热上攻，尤其在进食油腻食物后容易出现唇风、口疮。
- **气郁质：**气机郁滞，郁而化火伤阴，尤其在情志不畅时容易出现唇风、失眠。
- **痰湿质：**痰湿困脾，阻滞气血，尤其在进食黏滞食物后容易出现唇风、腹胀。
- **平和质、特禀质、阳虚质、血瘀质、气虚质：**本周较为平稳。

三、体质调养建议

（一）阴虚质（★★★）

1. 饮食起居

- **膳食推荐：**雪梨马蹄汁。
- **做法：**取适量雪梨、马蹄。将马蹄洗净去皮，梨洗净去皮、核，切片后，一同绞汁，并用凉开水将汁稀释后，可加少许白糖（可不加）拌匀饮用。午餐后饮用，本周饮用 3 次。
- **注意事项：**雪梨马蹄汁性质凉润，若出现食欲不振、腹泻、畏寒等症状，应立即停止服用。

2. 运动锻炼

- **锻炼方式：**瑜伽。
- **做法：**拉筋伸展，保持动作标准，每次 30 ～ 45 分钟，申时（15：00 ～ 17：00）进行最佳。
- **注意事项：**在室内进行，衣着宽松，避免吹风受寒。运动前热身，避免受伤。

3. 不入口的药

- **方法：**冷凝水涂抹。
- **做法：**饭前将饭锅盖上的冷凝水涂抹于唇边，保持嘴唇的湿度。
- **注意事项：**避免高温蒸汽烫伤。

4. 不破皮的针

- **方法：**穴位按揉。
- **操作：**亥时（21：00 ～ 23：00）按压太溪穴，用拇指指腹贴穴，顺时针按揉 36 圈。
- **注意事项：**按揉穴位时避风，按揉至皮下微热、微微发胀为宜。

5. 备药建议

- 中成药：玄麦甘桔颗粒。
- 功效：清热滋阴，祛痰利咽。
- 适应证：阴虚火旺，虚火上浮，口鼻干燥，咽喉肿痛。建议在医师指导下使用。

（二）湿热质（★★☆）

1. 饮食起居

- 膳食推荐：莲藕排骨汤。
- 做法：猪排骨与莲藕放入砂锅炖煮，加入适量盐、姜、葱调味。作为午餐汤品食用，本周服用 3 ～ 5 次。
- 注意使用：此汤性质偏寒，若出现食欲不振、腹泻、畏寒等症状，应立即停止服用。

2. 运动锻炼

- 锻炼方式：参考八段锦摇头摆尾去心火式。
- 做法：同第三周失眠（心肾不交）的“三、体质调养建议 - 阴虚质 - 运动锻炼”的动作内容，辰时（07：00 ～ 09：00）练习最佳。
- 注意事项：注意呼吸与动作配合，全套动作以缓慢、微汗为宜。练功衣着应适宜，注意避风，练功后不要立即接触冷水。

3. 不破皮的针

- 方法：穴位按揉。
- 操作：申时（15：00 ～ 17：00）按揉内庭穴，用拇指指腹贴穴，顺时针按揉 36 圈。
- 注意事项：按揉穴位时避风，按揉至皮下微热、微微发胀为宜。

（三）气郁质（★★☆）

1. 饮食起居

- 膳食推荐：二花解郁茶。
- 做法：取玫瑰花、月季花、红茶各适量，沸水冲泡。巳时（09：00 ～ 11：00）温服最佳，本周饮用 3 次。
- 注意事项：花粉过敏者禁用。女性经期慎用，孕妇禁用。

2. 运动锻炼

- 锻炼方式：散步。
- 做法：酉时（17：00 ～ 19：00）散步 20 分钟左右。散步时眺望远方。
- 注意事项：避风寒，微汗为宜，晴天出行。

3. 情志调养

- **调养方式：** 五音疗法。
- **做法：** 卯时（05：00 ~ 07：00）连续播放3遍角调古筝曲《紫竹调》。
- **注意事项：** 呼吸配合音乐节奏进行，如出现身体不适，应立即停止。

4. 不破皮的针

- **方法：** 循经敲击。
- **操作：** 用艾草锤敲打肝经，按照肝经走向（从下到上）敲打10遍，辰时（07：00 ~ 09：00）操作最佳。
- **注意事项：** 用力适度，以有酸胀感为宜。

（四）痰湿质（★★☆）

1. 饮食起居

- **膳食推荐：** 赤小豆冬瓜汤。
- **做法：** 取赤小豆、冬瓜带皮各适量，加水熬煮30分钟以上。午餐代餐食用，本周饮用3次。
- **注意事项：** 忌加精炼糖，可加少许蜂蜜调味。

2. 运动锻炼

- **锻炼方式：** 参考八段锦两手托天理三焦式。
- **做法：** 同第二周震颤（阴虚风动）的“三、体质调养建议 - 气郁质 - 运动锻炼”的动作内容，辰时（07：00 ~ 09：00）练习最佳。
- **注意事项：** 注意呼吸与动作配合，全套动作以缓慢、微汗为宜。练功衣着应适宜，注意避风，练功后不要立即接触冷水。

3. 不破皮的针

- **方法：** 穴位按揉。
- **操作：** 辰时（07：00 ~ 09：00）按揉足三里穴，用拇指指腹贴穴，顺时针按揉36圈。
- **注意事项：** 按揉穴位时避风，按揉至皮下微热、微微发胀为宜。

（五）平和质、特禀质、阳虚质、血瘀质、气虚质（★☆☆）

1. 饮食起居

- 少吃下列食物：胡椒、花椒、油炸食物等辛燥、刺激之品，鸡肉、狗肉、牛肉、羊肉等温燥之品。
- 少熬夜，少急躁、生气。

2. 运动锻炼

减少剧烈运动，避免大量出汗。

第三十七周

血压升高

（阴阳两虚）

一、历法解析

历法	周一	周二	周三	周四	周五	周六	周日
公历	2026 年 10 月 12 日	2026 年 10 月 13 日	2026 年 10 月 14 日	2026 年 10 月 15 日	2026 年 10 月 16 日	2026 年 10 月 17 日	2026 年 10 月 18 日
农历	马年 九月初三	马年 九月初四	马年 九月初五	马年 九月初六	马年 九月初七	马年 九月初八	马年 九月初九
干支历	丙午年 戊戌月 己未日	丙午年 戊戌月 庚申日	丙午年 戊戌月 辛酉日	丙午年 戊戌月 壬戌日	丙午年 戊戌月 癸亥日	丙午年 戊戌月 甲子日	丙午年 戊戌月 乙丑日
节气历	寒露一候 鸿雁来宾	寒露二候雀入大水为蛤					寒露三候 菊有黄华

本周节气： 寒露节气，寒风萧瑟，天气寒冷，动物们开始避冷防寒。

调养重点： 根据五运六气理论，本周相火难以抵挡太水的影响，水运太过，抑制阳气，血液运行受到影响，阴阳两虚，容易出现循环系统的症状，尤其需要注意血压升高。

二、体质分析

重点需要注意调养的体质（★★★）	阳虚质
次要需要注意调养的体质（★★☆）	阴虚质、痰湿质、气郁质
一般需要注意调养的体质（★☆☆）	平和质、特禀质、血瘀质、湿热质、气虚质

- **阳虚质：** 阳气不足，阴寒过盛，血行不畅，本周容易出现血压升高、腹泻。
- **阴虚质：** 阴虚火旺，相火被遏，阴阳失衡，尤其在熬夜、纵欲后易出现血压升高、头晕。
- **痰湿质：** 痰湿阻滞，经脉不畅，尤其在进食黏滞食物后容易出现血压升高、腹胀。
- **气郁质：** 气机不畅，血行受阻，尤其在情志不畅时易出现血压升高、胁痛。
- **平和质、特禀质、血瘀质、湿热质、气虚质：** 本周较为平稳。

三、体质调养建议

（一）阳虚质（★★★）

1. 饮食起居

- **膳食推荐：** 杜仲核桃粥。
- **做法：** 取杜仲、核桃、粳米、生姜各适量，杜仲煎水30分钟，去渣留汁，加入粳米、核桃、生姜煮粥，煮至米烂即可。早晨作粥服用。本周服用3次。
- **注意事项：** 外感发热期间禁止服用。

2. 运动锻炼

- **锻炼方式：** 参考五禽戏的虎戏。
- **做法：** 虎举，十指撑开成虎爪，双掌上提至头顶，下拉至腹前，掌心向下，重复托举；虎扑，双手划弧前扑，上体前俯后仰，收腹挺腹，重心前后移动，模仿虎扑动作。在辰时（07：00～09：00）进行最佳。
- **注意事项：** 注意呼吸与动作配合，全套动作以缓慢、微汗为宜。练功衣着应适宜，注意避风，练功后不要立即接触冷水。

3. 不入口的药

- **方法：** 中药泡脚。
- **做法：** 取适量生姜、艾叶煮水，睡前泡脚15分钟。在亥时（21：00～23：00）进行最佳。
- **注意事项：** 注意水面没过脚踝，水温控制在50℃以下，以微汗为宜。

4. 不破皮的针

- **方法：** 推搓涌泉穴。
- **操作：** 每晚睡觉前，用一手握住脚趾，另一手用力摩擦涌泉穴，搓擦几百下，直到感觉脚心发热，换另一只脚，用同样的方法搓热涌泉穴。
- **注意事项：** 阴虚火旺者搓毕，宜喝淡盐水引火归原。

5. 备药建议

- **中成药：** 桂附地黄丸。

- **功效：** 温补肾阳。
- **适应证：** 肾阳不足，腰膝痿冷，小便不利或反多，痰饮喘咳。建议在医师指导下使用。

（二）阴虚质（★★☆）

1. 饮食起居

- **膳食推荐：** 菊花茶。
- **做法：** 取菊花适量，热水冲泡。巳时（09：00 ～ 11：00）温服最佳。本周饮用 3 次。
- **注意事项：** 此代茶饮性质凉润，若出现食欲不振、腹泻、畏寒等症状，应立即停止服用。

2. 运动锻炼

- **锻炼方式：** 瑜伽。
- **做法：** 拉筋伸展，保持动作标准，每次 30 ～ 45 分钟，在申时（15：00 ～ 17：00）进行最佳。
- **注意事项：** 在室内进行，衣着宽松，避免吹风受寒。运动前热身，拉筋伸展。

3. 不破皮的针

- **方法：** 穴位按揉。
- **操作：** 亥时（21：00 ～ 23：00）按揉太冲穴，用拇指指腹贴穴，顺时针按揉 36 圈。
- **注意事项：** 按揉穴位时避风，按揉至皮下微热、微微发胀为宜。

（三）痰湿质（★★☆）

1. 饮食起居

- **膳食推荐：** 茯苓薏苡仁粥。
- **做法：** 茯苓、炒薏苡仁、粳米共同煮粥。早晨作粥服用。本周服用 3 次。
- **注意事项：** 孕妇及习惯性便秘者慎用。

2. 运动锻炼

- **锻炼方式：** 参考八段锦两手托天理三焦式。
- **做法：** 同第二周震颤（阴虚风动）的“三、体质调养建议 - 气郁质 - 运动锻炼”的动作内容，辰时（07：00 ～ 09：00）练习最佳。
- **注意事项：** 注意呼吸与动作配合，全套动作以缓慢、微汗为宜。练功衣着应适宜，注意避风，练功后不要立即接触冷水。

3. 不破皮的针

- **方法：** 穴位按揉。
- **操作：** 辰时（07：00 ～ 09：00）按揉足三里穴，巳时（09：00 ～ 11：00）按揉丰隆穴，用拇指指腹贴穴，每个穴位顺时针按揉 36 圈。
- **注意事项：** 按揉穴位时避风，按揉至皮下微热、微微发胀为宜。

（四）气郁质（★★☆）

1. 饮食起居

- **膳食推荐：** 佛手陈皮饮。
- **做法：** 取适量佛手、陈皮，热水冲泡。辰时（07：00 ～ 09：00）温服最佳。本周服用 3 次。
- **注意事项：** 建议饭后饮用。

2. 运动锻炼

- **锻炼方式：** 羽毛球。
- **做法：** 选择晴朗天气在室内打羽毛球，推荐在申时（15：00 ～ 17：00）进行，持续 1 小时。强度不可太高，微微发汗即可。
- **注意事项：** 注意在出汗后适当补充淡盐水，并换掉湿衣服，避免受寒。

3. 情志调养

- **调养方式：** 静坐调息。
- **做法：** 心无旁骛，盘腿或跪坐，臀下垫软垫，脊柱松直，下颌微收，掌心向上轻搭膝头；舌尖抵上腭，鼻吸口呼，吸气绵长，呼气轻缓。每次 15 ～ 30 分钟即可，以酉时（17：00 ～ 19：00）静坐最佳。
- **注意事项：** 注意避风，保证环境安静；饭后 1 小时内避免练习。

4. 不破皮的针

- **方法：** 循经敲击。
- **操作：** 用艾草锤敲打肝经，按照肝经走向（从下到上）敲打 10 遍，在辰时（07：00 ～ 09：00）操作最佳。
- **注意事项：** 用力适度，以有酸胀感为宜。

（五）平和质、特禀质、血瘀质、湿热质、气虚质（★☆☆）

1. 饮食起居

少吃下列食物：水果、冷饮等生冷之品，鱼腥草、蒲公英等凉性食材泡的茶饮，甜食、面食、糯米等黏腻之品。

2. 情志调养

避免急躁、突然暴怒，多放松心情。

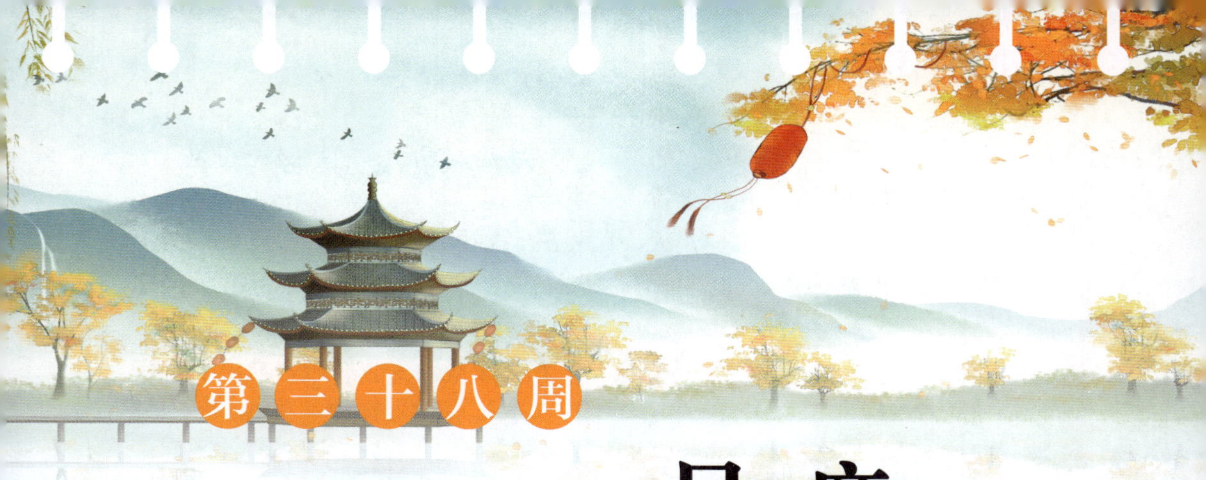

第三十八周

目痒

（风热上扰）

一、历法解析

历法	周一	周二	周三	周四	周五	周六	周日
公历	2026 年 10 月 19 日	2026 年 10 月 20 日	2026 年 10 月 21 日	2026 年 10 月 22 日	2026 年 10 月 23 日	2026 年 10 月 24 日	2026 年 10 月 25 日
农历	马年 九月初十	马年 九月十一	马年 九月十二	马年 九月十三	马年 九月十四	马年 九月十五	马年 九月十六
干支历	丙午年 戊戌月 丙寅日	丙午年 戊戌月 丁卯日	丙午年 戊戌月 戊辰日	丙午年 戊戌月 己巳日	丙午年 戊戌月 庚午日	丙午年 戊戌月 辛未日	丙午年 戊戌月 壬申日
节气历	寒露三候菊有黄华				霜降一候豺乃祭兽		

本周节气：天气更加寒冷，菊花开始盛开，深秋已至。

调养重点：根据五运六气理论，本周金木之气相克，风燥之气明显，燥金损伤肝阴，肝气被遏，加之相火扰动，风热上扰，容易出现免疫系统的症状，尤其需要注意目痒、肤痒等。

二、体质分析

重点需要注意调养的体质（★★★）	阴虚质
次要需要注意调养的体质（★★☆）	气郁质、湿热质、特禀质
一般需要注意调养的体质（★☆☆）	平和质、痰湿质、血瘀质、阳虚质、气虚质

- **阴虚质：**阴液不足，风火上扰，本周容易出现目痒、肤痒。
- **气郁质：**肝气郁滞，郁而化火，尤其在情志不畅时容易出现目痒、头痛。
- **湿热质：**湿热内蕴，熏蒸目络，尤其在进食油腻食物后容易出现目痒、肤痒。
- **特禀质：**先天禀赋不足，易受风邪，尤其在接触变应原后容易出现目痒、肤痒。
- **平和质、痰湿质、血瘀质、阳虚质、气虚质：**本周较为平稳。

三、体质调养建议

（一）阴虚质（★★★）

1. 饮食起居

- **膳食推荐：**石斛菊花茶。
- **做法：**取适量石斛、菊花，沸水泡开。酉时（17：00～19：00）温服最佳。本周饮用 3 次。
- **注意事项：**此代茶饮性质凉润，若出现食欲不振、腹泻、畏寒等症状，应立即停止服用。

2. 运动锻炼

- **锻炼方式：**瑜伽。
- **做法：**拉筋伸展，保持动作标准，每次 30～45 分钟，在申时（15：00～17：00）进行最佳。
- **注意事项：**在室内进行，衣着宽松，避免吹风受寒。运动前热身，拉筋伸展，避免受伤。

3. 不入口的药

- **方法：**中药冷敷。
- **做法：**用适量桑叶、菊花煮水，将毛巾浸入药水中，待冷却后，取出毛巾并挤压至不滴水为度，敷于眼睛上，5 分钟后拿下，亥时（21：00～23：00）进行最佳。
- **注意事项：**温度适宜，避免烫伤，但也不可太低。

4. 不破皮的针

- **方法：**穴位按揉。
- **操作：**辰时（07：00～09：00）按揉太溪穴，亥时（21：00～23：00）按揉承泣穴，用拇指指腹贴穴，每个穴位顺时针按揉 36 圈。
- **注意事项：**按揉穴位时避风，按揉至皮下微热、微微发胀为宜；按揉承泣穴前进行手部清洁。

5. 备药建议

- 中成药：明目地黄丸。
- 功效：滋肾，养肝，明目。
- 适应证：肝肾阴虚，目涩畏光，视物模糊，迎风流泪。建议在医师指导下使用。

（二）气郁质（★★☆）

1. 饮食起居

- 膳食推荐：凉拌萝卜丝。
- 做法：将白萝卜洗净去皮切丝，加入适量盐、香油、味精拌匀即可。早餐随餐食用，本周服用 3 次。
- 注意事项：此品性凉，若出现食欲不振、腹泻、畏寒等症状，应立即停止服用。

2. 运动锻炼

- 锻炼方式：羽毛球。
- 做法：选择晴朗天气在室内打羽毛球，推荐在申时（15：00 ～ 17：00）进行，持续 1 小时。强度不可太高，微微发汗即可。
- 注意事项：出汗后适当补充淡盐水，换掉湿衣服，避免受寒。

3. 情志调养

- 调养方式：登高远眺。
- 做法：晨起登高，眺望远方，放松心情。
- 注意事项：关注游玩之地的安全性，避免将自己置身危险之中。

4. 不破皮的针

- 方法：穴位按揉。
- 操作：亥时（21：00 ～ 23：00）按揉太冲穴，用拇指指腹贴穴，顺时针按揉 36 圈。
- 注意事项：按揉穴位时避风，按揉至皮下微热、微微发胀为宜。

（三）湿热质（★★☆）

1. 饮食起居

- 膳食推荐：菊花决明饮。
- 做法：取适量杭菊、决明子，沸水冲泡后加盖闷 10 分钟。全天代茶饮用，本周饮用 3 次。
- 注意事项：本饮品性质滑利，忌空腹饮用；若出现腹泻、腹痛等症状，应立即停止服用。

2. 运动锻炼

- 锻炼方式：参考八段锦摇头摆尾去心火式。
- 做法：同第三周失眠（心肾不交）的“三、体质调养建议 - 阴虚质 - 运动锻炼”的动作内容，辰时（07：00 ～ 09：00）练习最佳。
- 注意事项：注意呼吸与动作配合，全套动作以缓慢、微汗为宜。练功衣着应适宜，注意避风，练功后不要立即接触冷水。

3. 不破皮的针

- 方法：刮痧。
- 操作：涂抹适量刮痧油后用刮痧板点刮阴陵泉穴，出痧即止，再顺着脾经刮 10 次。在申时（15：00 ～ 17：00）进行操作最佳。
- 注意事项：不可大面积暴力刮痧，循经小范围刮痧即可。刮痧后需避风寒，当天勿洗澡。建议在专业医师指导下进行。

（四）特禀质（★★☆）

1. 饮食起居

远离花粉、尘螨等变应原，出门可戴面罩进行防护。

2. 运动锻炼

- 锻炼方式：参考八段锦左右开弓似射雕式。
- 做法：同第三周失眠（心肾不交）的“三、体质调养建议 - 气郁质 - 运动锻炼”的动作内容，辰时（07：00 ～ 09：00）练习效果最佳。
- 注意事项：注意呼吸与动作配合，全套动作以缓慢、微汗为宜。练功衣着应适宜，注意避风，练功后不要立即接触冷水。

3. 不破皮的针

- 方法：耳穴压豆。
- 操作：取单侧耳穴风溪穴、肺穴、脾穴、肾穴，王不留行籽贴压，以穴位点有发热、胀痛感为度。建议在专业医师指导下操作。
- 注意事项：每日按压 3 ～ 5 次，每次 2 分钟，隔 2 日可换对侧耳穴贴压。

（五）平和质、痰湿质、血瘀质、阳虚质、气虚质（★☆☆）

1. 饮食起居

- 少吃下列食物：胡椒、花椒、油炸食物等辛燥、油腻之品，鸡肉、狗肉、牛肉、羊肉等温燥之品。
- 少熬夜，避免长时间使用电子产品。

2. 情志调养

避免生气，睡前可打坐、听舒缓的音乐来放松心情。

第三十九周

感冒

（肺脾气虚）

一、历法解析

历法	周一	周二	周三	周四	周五	周六	周日
公历	2026 年 10 月 26 日	2026 年 10 月 27 日	2026 年 10 月 28 日	2026 年 10 月 29 日	2026 年 10 月 30 日	2026 年 10 月 31 日	2026 年 11 月 1 日
农历	马年 九月十七	马年 九月十八	马年 九月十九	马年 九月二十	马年 九月廿一	马年 九月廿二	马年 九月廿三
干支历	丙午年 戊戌月 癸酉日	丙午年 戊戌月 甲戌日	丙午年 戊戌月 乙亥日	丙午年 戊戌月 丙子日	丙午年 戊戌月 丁丑日	丙午年 戊戌月 戊寅日	丙午年 戊戌月 己卯日
节气历	霜降一候豺乃祭兽		霜降二候草木黄落				

本周节气： 草木开始凋零，秋天接近尾声，植物逐渐失去生机，天气越发寒凉。

调养重点： 根据五运六气理论，本周火气太过，导致温差增大，若添衣加物不及时，或卫气不足，难以适应环境，容易出现呼吸系统的症状，尤其需要注意感冒。

二、体质分析

重点需要注意调养的体质（★★★）	气虚质
次要需要注意调养的体质（★★☆）	阳虚质、阴虚质、痰湿质
一般需要注意调养的体质（★☆☆）	平和质、气郁质、血瘀质、湿热质、特禀质

- **气虚质：**卫气不固，外邪侵袭，本周容易出现感冒、咳嗽。
- **阳虚质：**阳气不足，风寒易袭，尤其在进食生冷食物后容易出现感冒伴有腹泻等症状。
- **阴虚质：**营阴不足，卫气不充，尤其在大汗后容易出现感冒、咽痛。
- **痰湿质：**痰湿阻滞，营卫运行不畅，尤其在进食黏滞的食物后容易出现鼻塞、咳痰。
- **平和质、气郁质、血瘀质、湿热质、特禀质：**本周较为平稳。

三、体质调养建议

（一）气虚质（★★★）

1. 饮食起居

防寒保暖。注意添衣加物，少去江、河、湖、海等水边吹风。

2. 运动锻炼

- **锻炼方式：**参考八段锦调理脾胃须单举式。
- **做法：**同第一周腹胀（脾虚湿困）的“三、体质调养建议 - 痰湿质 - 运动锻炼”的动作内容，辰时（07：00～09：00）练习最佳。
- **注意事项：**注意呼吸与动作配合，全套动作以缓慢、微汗为宜。练功衣着应适宜，注意避风，练功后不要立即接触冷水。

3. 不破皮的针

- **方法：**穴位按揉。
- **操作：**辰时（07：00～09：00）按揉足三里穴，用拇指指腹贴穴，顺时针按揉 36 圈。
- **注意事项：**按揉穴位时避风，按揉至皮下微热、微微发胀为宜。

4. 备药建议

- **中成药：**参苏丸。
- **功效：**益气解表，疏风散寒，祛痰止咳。
- **适应证：**身体虚弱、感受风寒所致的感冒。建议在医师指导下使用。

（二）阳虚质（★★☆）

1. 饮食起居

- **方法：**晒背补阳。
- **做法：**选择晴朗天气，在午时（11：00～13：00）阳光最盛时，背对太阳静坐 15 分钟。
- **注意事项：**需要注意避风，并在晒背后喝适量淡盐水补充津液。

2. 运动锻炼

- **锻炼方式：** 参考八段锦双手攀足固肾腰式。
- **做法：** 同第一周腹胀（脾虚湿困）的“三、体质调养建议 - 阳虚质 - 运动锻炼”的动作内容，辰时（07：00 ～ 09：00）练习最佳。
- **注意事项：** 注意呼吸与动作配合，全套动作以缓慢、微汗为宜。练功衣着应适宜，注意避风，练功后不要立即接触冷水。

3. 不入口的药

- **方法：** 睡前用中药泡脚。
- **做法：** 取适量艾叶、生姜煮水，睡前泡脚 15 分钟。
- **注意事项：** 注意水面没过脚踝，水温控制在 50℃以下，以微汗为宜。

4. 不破皮的针

- **方法：** 穴位按揉。
- **操作：** 午时（11：00 ～ 13：00）按揉关元穴，用拇指指腹贴穴，顺时针按揉 36 圈。
- **注意事项：** 按揉穴位时避风，按揉至皮下微热、微微发胀为宜。

（三）阴虚质（★★☆）

1. 饮食起居

- **膳食推荐：** 柿饼。
- **做法：** 将柿子晒成柿饼。晚餐后食用 2 ～ 3 个。本周食用 3 次。
- **注意事项：** 本品性质偏凉，若出现食欲不振、腹泻、畏寒等症状，应立即停止服用。

2. 运动锻炼

- **锻炼方式：** 瑜伽。
- **做法：** 拉筋伸展，保持动作标准，每次 30 ～ 45 分钟，在申时（15：00 ～ 17：00）进行最佳。
- **注意事项：** 在室内进行，衣着宽松，避免吹风受寒。运动前热身，避免受伤。

3. 不破皮的针

- **方法：** 穴位按揉。
- **操作：** 亥时（21：00 ～ 23：00）按揉三阴交，用拇指指腹贴穴，顺时针按揉 36 圈。
- **注意事项：** 按揉穴位时避风，按揉至皮下微热、微微发胀为宜。

（四）痰湿质（★★☆）

1. 饮食起居

- **膳食推荐：**红豆薏苡仁粥。
- **做法：**取适量红豆、薏苡仁，薏苡仁炒香后与红豆一起浸泡 2 小时，加水煮沸，转小火煮至软烂，可根据口味加少量糖调味。早晨作粥服用。本周服用 3 次。
- **注意事项：**孕妇及习惯性便秘者慎用。

2. 运动锻炼

- **锻炼方式：**参考八段锦两手托天理三焦式。
- **做法：**同第二周震颤（阴虚风动）的“三、体质调养建议 - 气郁质 - 运动锻炼”的动作内容，辰时（07：00 ～ 09：00）练习最佳。
- **注意事项：**注意呼吸与动作配合，全套动作以缓慢、微汗为宜。练功衣着应适宜，注意避风，练功后不要立即接触冷水。

3. 不破皮的针

- **方法：**睡前揉腹。
- **操作：**睡前掌心搓热后叠放于脐部，先顺时针揉腹 36 圈，再逆时针揉腹 24 圈，重点按揉中脘穴、天枢穴，力度以皮下组织微热为度。
- **注意事项：**注意动作轻柔，避免暴力按压腹部。

（五）平和质、气郁质、血瘀质、湿热质、特禀质（★☆☆）

1. 饮食起居

- 减少牛奶、水果、冷饮等生冷食物的摄入。
- 避免去江、河、湖、海等水边吹风，注意及时增添衣物。

2. 运动锻炼

减少户外剧烈运动，避免大量出汗后吹风。

第四十周

失眠

（肝火扰心）

一、历法解析

历法	周一	周二	周三	周四	周五	周六	周日
公历	2026 年 11 月 2 日	2026 年 11 月 3 日	2026 年 11 月 4 日	2026 年 11 月 5 日	2026 年 11 月 6 日	2026 年 11 月 7 日	2026 年 11 月 8 日
农历	马年 九月廿四	马年 九月廿五	马年 九月廿六	马年 九月廿七	马年 九月廿八	马年 九月廿九	马年 九月三十
干支历	丙午年 戊戌月 庚辰日	丙午年 戊戌月 辛巳日	丙午年 戊戌月 壬午日	丙午年 戊戌月 癸未日	丙午年 戊戌月 甲申日	丙午年 己亥月 乙酉日	丙午年 己亥月 丙戌日
节气历	霜降三候蛰虫咸俯					立冬一候水始冰	

本周节气： 季节由秋转冬，气温也由凉转寒。虫子感应到温度的变化，也开始蛰伏在洞中，进入冬眠状态。冬天气息初现，万物呈现潜藏状态。

调养重点： 根据五运六气理论，本周仍燥热相夹，耗伤人体阴血。加之立冬节气到来，阳气逐渐内收。但体内阴血不足，阳气失于蛰藏，相火妄动，内扰心神，容易出现神经系统的症状，尤其要注意心烦、失眠等症状。

二、体质分析

重点需要注意调养的体质（★★★）	阴虚质
次要需要注意调养的体质（★★☆）	气郁质、湿热质、血瘀质
一般需要注意调养的体质（★☆☆）	平和质、特禀质、气虚质、阳虚质、痰湿质

- **阴虚质：** 阴血不足，相火妄动，本周容易出现心烦、心悸、失眠（难入睡、易醒）。
- **气郁质：** 气机不畅，郁而化火，尤其在情志不畅时易出现烦躁易怒、失眠（难入睡）。
- **湿热质：** 湿热交阻，蕴结胸膈，尤其在进食肥甘厚味的食物后容易出现胸闷、咽喉痛。
- **血瘀质：** 瘀阻脑络，邪热内扰，尤其在进食辛温的食物后容易出现健忘、失眠。
- **平和质、特禀质、气虚质、阳虚质、痰湿质：** 本周较为平稳。

三、体质调养建议

（一）阴虚质（★★★）

1. 饮食起居

- **膳食推荐：** 茅根竹蔗马蹄水。
- **做法：** 取适量茅根、竹蔗、马蹄、胡萝卜，清洗干净，马蹄削皮，胡萝卜切块。加入 1200mL 水炖煮半小时到 1 小时即可。可代茶饮用，本周饮用 3 次。
- **注意事项：** 外感期间不建议服用。

2. 运动锻炼

- **锻炼方式：** 参考八段锦摇头摆尾去心火式。
- **做法：** 同第三周失眠（心肾不交）的“三、体质调养建议 - 阴虚质 - 运动锻炼”的动作内容，辰时（11：00 ～ 13：00）练习最佳。
- **注意事项：** 注意呼吸与动作配合，全套动作以缓慢、微汗为宜。练功衣着应适宜，注意避风，练功后不要立即接触冷水。

3. 情志调养

- **调养方式：** 五音疗法。
- **做法：** 亥时（21：00 ～ 23：00）连续播放 3 遍羽调古琴曲《平沙落雁》。
- **注意事项：** 呼吸配合音乐节奏进行，如出现身体不适，应立即停止。

4. 不入口的药

- **方法：** 睡前泡脚。
- **做法：** 热水中放入少量食盐，睡前泡脚 15 分钟。
- **注意事项：** 注意水面没过脚踝，水温控制在 50℃以下，以微汗为宜。

5. 不破皮的针

- **方法：** 穴位按揉。
- **操作：** 酉时（17：00 ～ 19：00）按揉三阴交穴，用拇指指腹贴穴，顺时针按揉 36 圈。

- **注意事项：**按揉穴位时避风，按揉至皮下微热、微微发胀为宜。

6. 备药建议

- **中成药：**天王补心丸。
- **功效：**滋阴养血，补心安神。
- **适应证：**心阴不足，心悸健忘，失眠多梦，大便干燥。建议在医师指导下使用。

（二）气郁质（★★☆）

1. 饮食起居

- **膳食推荐：**玫瑰白茶。
- **做法：**取适量玫瑰花、白茶，沸水冲泡。巳时（09：00 ～ 11：00）温服最佳，本周服用 3 次。
- **注意事项：**女性经期慎用，孕妇禁用。

2. 运动锻炼

- **锻炼方式：**打乒乓球。
- **做法：**晴朗天气时在室内打乒乓球，推荐在申时（15：00 ～ 17：00）进行，持续 1 小时。强度不可太高，微微发汗即可。
- **注意事项：**注意在出汗后适当补充淡盐水，并换掉湿衣服，避免受寒。

3. 情志调养

- **调养方式：**五音疗法。
- **做法：**亥时（21：00 ～ 23：00）入睡前连续播放 3 遍古琴曲《归来》。
- **注意事项：**呼吸配合音乐节奏进行，如出现身体不适，应立即停止。

4. 不破皮的针

- **方法：**穴位按揉。
- **操作：**亥时（21：00 ～ 23：00）按揉太冲穴，用拇指指腹贴穴，顺时针按揉 36 圈。
- **注意事项：**按揉穴位时避风，按揉至皮下微热、微微发胀为宜。

（三）湿热质（★★☆）

1. 饮食起居

- **膳食推荐：**薏苡仁萝卜叶粥。
- **做法：**取适量薏苡仁、萝卜叶、大米，萝卜叶切碎，与薏苡仁、大米一起加水煮粥即可。早晨作粥服用。本周服用 3 次。
- **注意事项：**孕妇禁用。

2. 运动锻炼

- **锻炼方式：** 散步。
- **做法：** 巳时（09：00 ～ 11：00）散步 20 分钟左右。散步时眺望远方。
- **注意事项：** 避风寒，微汗为宜，晴天出行。

3. 情志调养

- **调养方式：** 五音疗法。
- **做法：** 晨起连续播放 3 遍角调古琴曲《胡笳十八拍》。
- **注意事项：** 呼吸配合音乐节奏进行，如出现身体不适，应立即停止。

4. 不破皮的针

- **方法：** 穴位按揉。
- **操作：** 申时（15：00 ～ 17：00）按揉丰隆穴，用拇指指腹贴穴，顺时针按揉 36 圈。
- **注意事项：** 按揉穴位时避风，按揉至皮下微热、微微发胀为宜。

（四）血瘀质（★★☆）

1. 饮食起居

- **膳食推荐：** 红酒。
- **做法：** 早饭后饮红酒 50 ～ 100mL，可起到活血通络之效。
- **注意事项：** 不可过饮，避免空腹饮用；女性经期慎用、孕妇及哺乳期女性禁用；特殊人群（如高血压患者、肝病患者）建议在医师指导下选择是否饮用。酒后禁止开车。

2. 运动锻炼

- **锻炼方式：** 参考八段锦攒拳怒目增气力式。
- **做法：** 同第六周眩晕（阴虚阳亢）“三、体质调养建议 - 阴虚质 - 运动锻炼”的动作内容，早晨练习最佳。
- **注意事项：** 注意呼吸与动作配合，全套动作以缓慢、微汗为宜。练功衣着应适宜，注意避风，练功后不要立即接触冷水。

3. 不破皮的针

- **方法：** 穴位按揉。
- **操作：** 睡前按揉肝俞穴，用拇指指腹贴穴，顺时针按揉 36 圈。
- **注意事项：** 按揉穴位时避风，按揉至皮下微热、微微发胀为宜。

（五）平和质、特禀质、气虚质、阳虚质、痰湿质（★☆☆）

1. 饮食起居

- 减少摄入以下食物：鸡肉、牛肉、羊肉、驴肉、狗肉等温补之品，糍粑、年糕、粽子等糯米制品，胡椒、花椒、油炸等辛燥、刺激之品。

- 本周禁艾灸、汗蒸、泡温泉。

2. 运动锻炼

适当运动，避免过度烤火。

3. 情志调养

避免发怒，采用适当的方式宣泄不良情绪，如运动、唱歌等。

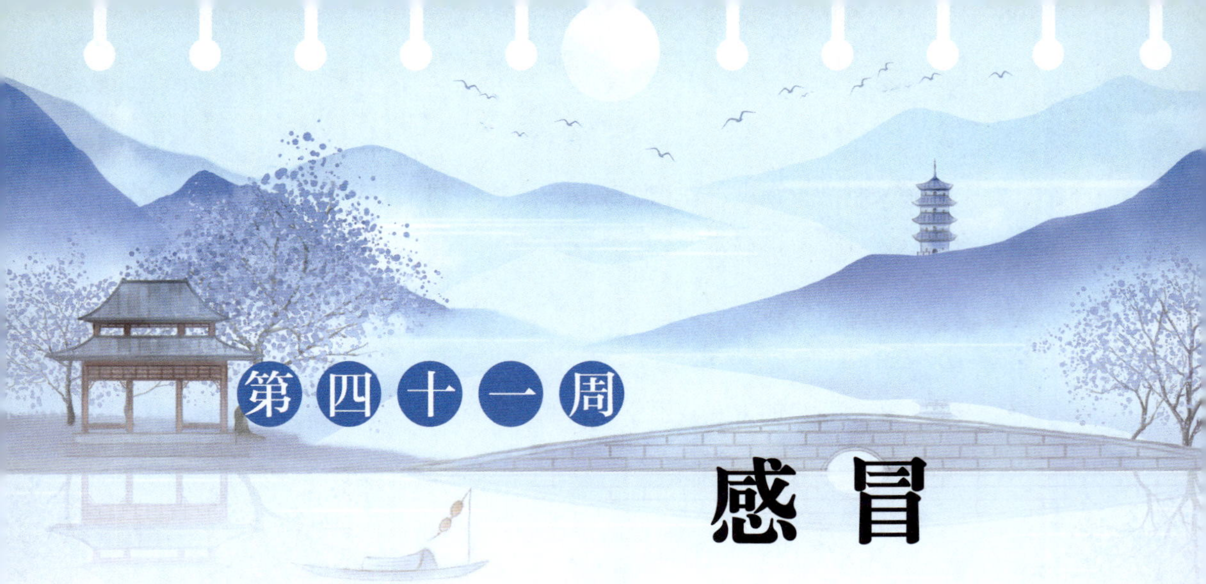

第四十一周

感冒

（风寒袭表）

一、历法解析

历法	周一	周二	周三	周四	周五	周六	周日
公历	2026年 11月9日	2026年 11月10日	2026年 11月11日	2026年 11月12日	2026年 11月13日	2026年 11月14日	2026年 11月15日
农历	马年 十月初一	马年 十月初二	马年 十月初三	马年 十月初四	马年 十月初五	马年 十月初六	马年 十月初七
干支历	丙午年 己亥月 丁亥日	丙午年 己亥月 戊子日	丙午年 己亥月 己丑日	丙午年 己亥月 庚寅日	丙午年 己亥月 辛卯日	丙午年 己亥月 壬辰日	丙午年 己亥月 癸巳日
节气历	立冬一候水始冰			立冬二候地始冻			

本周节气：气温由凉转寒，水开始结冰，土地开始冻结，冬日气息初现，万物开始潜藏。

调养重点：根据五运六气理论，本周入冬，总基调为寒燥而干冷，寒燥相兼，易犯于肺。容易出现呼吸系统的症状，尤其需要注意风寒袭表之感冒等病症。

二、体质分析

重点需要注意调养的体质（★★★）	阳虚质
次要需要注意调养的体质（★★☆）	气郁质、痰湿质、气虚质
一般需要注意调养的体质（★☆☆）	平和质、阴虚质、特禀质、湿热质、血瘀质

- **阳虚质：**阳气虚弱，易受寒邪，本周容易出现恶寒、咳嗽、咳痰。
- **气郁质：**气机不畅，清阳不升，尤其在情志不畅后容易出现恶寒、头晕、头痛。
- **痰湿质：**湿邪阻滞，营卫不畅，尤其在进食黏滞的食物后容易出现恶寒、身痛。
- **气虚质：**卫气不足，卫外不固，尤其在过度劳累后容易出现恶寒、咳嗽。
- **平和质、阴虚质、特禀质、湿热质、血瘀质：**本周较为平稳。

三、体质调养建议

（一）阳虚质（★★★）

1. 饮食起居

- **方法：**防寒保暖。
- **做法：**重点顾护头部、腰腹、膝关节、大椎部位。
- **注意事项：**少去江、河、湖、海等水边吹风。

2. 运动锻炼

- **锻炼方式：**参考八段锦两手攀足固肾腰式。
- **做法：**同第一周腹胀（脾虚湿困）“三、体质调养建议 - 阳虚质 - 运动锻炼”的动作内容，申时（15：00～17：00）练习最佳。
- **注意事项：**注意呼吸与动作配合，全套动作以缓慢、微汗为宜。练功衣着应适宜，注意避风，练功后不要立即接触冷水。

3. 不入口的药

- **方法：**睡前用中药泡脚。
- **做法：**用适量生姜、紫苏叶煮水，睡前泡脚 15 分钟。
- **注意事项：**注意水面没过脚踝，水温控制在 50℃以下，以微汗为宜。

4. 不破皮的针

- **方法：**穴位按揉。
- **操作：**睡前按揉风池穴、大椎穴，用拇指指腹贴穴，顺时针按揉 36 圈。
- **注意事项：**按揉穴位时避风，按揉至皮下微热、微微发胀为宜。

5. 备药建议

- **中成药：**参苏丸。
- **功效：**益气解表，疏风散寒，祛痰止咳。
- **适应证：**身体虚弱、感受风寒所致感冒，症见恶寒发热、头痛鼻塞、咳嗽痰多、胸闷呕逆、乏力气短者。建议在医师指导下使用。

（二）气郁质（★★☆）

1. 饮食起居

- **膳食推荐：**桂花乌龙茶。
- **做法：**取适量桂花、乌龙茶，沸水冲泡。巳时（09：00 ～ 11：00）温服最佳，本周饮用 3 次。
- **注意事项：**花粉过敏者禁用。

2. 运动锻炼

- **锻炼方式：**参考八段锦攒拳怒目增气力式。
- **做法：**同第六周眩晕（阴虚阳亢）“三、体质调养建议 - 阴虚质 - 运动锻炼”的动作内容，早晨练习最佳。
- **注意事项：**注意呼吸与动作配合，全套动作以缓慢、微汗为宜。练功衣着应适宜，注意避风，练功后不要立即接触冷水。

3. 不入口的药

- **方法：**穴位按揉。
- **做法：**睡前按揉气海穴，用拇指指腹贴穴，顺时针按揉 36 圈。
- **注意事项：**按揉穴位时避风，按揉至皮下微热、微微发胀为宜。

（三）痰湿质（★★☆）

1. 饮食起居

- **膳食推荐：**紫苏姜米茶。
- **做法：**取适量鲜紫苏叶、生姜（切细丝）、粳米。将粳米文火炒至微黄，加入生姜、紫苏叶翻炒，直至水分炒干；取适量水煎煮即可。宜早饭后饮用，本周饮用 3 次。
- **注意事项：**避免与寒凉食物（如冷饮、西瓜）同食，以免伤脾胃。

2. 运动锻炼

- **锻炼方式：**参考八段锦两手托天理三焦式。
- **做法：**同第二周震颤（阴虚风动）“三、体质调养建议 - 气郁质 - 运动锻炼”的动作内容，早晨练习最佳。
- **注意事项：**注意呼吸与动作配合，全套动作以缓慢、微汗为宜。练功衣着应适宜，注意避风，练功后不要立即接触冷水。

3. 不入口的药

- **方法：**佩戴中药香囊。
- **做法：**取适量苍术、佩兰、广藿香，打粉后装入囊袋。将香囊挂于膻中穴处，每日佩戴。每 2 周更换一次粉末，时时搓揉。

• **注意事项：**粉尘过敏者禁用。

（四）气虚质（★★☆）

1. 饮食起居

• **膳食推荐：**黑木耳炒山药。

• **做法：**取适量干黑木耳、山药、青红椒、蒜末。木耳沸水焯 2 分钟，山药焯 30 秒。热油爆香蒜末，下山药、木耳快炒 1 分钟，加青红椒，盐、生抽调味，淋香油出锅。午餐或晚餐食用，本周吃 2 次即可。

• **注意事项：**避免与寒凉食物（如冷饮、西瓜）同食，以免伤脾胃。

2. 运动锻炼

• **锻炼方式：**参考八段锦调理脾胃须单举式。

• **做法：**同第一周腹胀（脾虚湿困）“三、体质调养建议 - 痰湿质 - 运动锻炼”的动作内容，辰时（07：00 ～ 09：00）练习最佳。

• **注意事项：**注意呼吸与动作配合，全套动作以缓慢、微汗为宜。练功衣着应适宜，注意避风，练功后不要立即接触冷水。

3. 不破皮的针

• **方法：**穴位按揉。

• **操作：**午时（11：00 ～ 13：00）按揉膻中穴，用拇指指腹贴穴，顺时针按揉 36 圈。

• **注意事项：**按揉穴位时避风，按揉至皮下微热、微微发胀为宜。

（五）平和质、阴虚质、特禀质、湿热质、血瘀质（★☆☆）

1. 饮食起居

• 适当多摄入花生、玉米、红薯、山药等根茎类食物。

• 少摄入水果、冷饮等生冷食物，菊花、金银花等凉性食材泡成的茶饮。

2. 运动锻炼

适当运动，注意防风防寒，避免大量出汗。

3. 情志调养

避免忧思，多参与轻松愉快的活动。

第四十二周 皮肤刺痒

（阴虚血燥）

一、历法解析

历法	周一	周二	周三	周四	周五	周六	周日
公历	2026 年 11 月 16 日	2026 年 11 月 17 日	2026 年 11 月 18 日	2026 年 11 月 19 日	2026 年 11 月 20 日	2026 年 11 月 21 日	2026 年 11 月 22 日
农历	马年 十月初八	马年 十月初九	马年 十月初十	马年 十月十一	马年 十月十二	马年 十月十三	马年 十月十四
干支历	丙午年 己亥月 甲午日	丙午年 己亥月 乙未日	丙午年 己亥月 丙申日	丙午年 己亥月 丁酉日	丙午年 己亥月 戊戌日	丙午年 己亥月 己亥日	丙午年 己亥月 庚子日
节气历	立冬二候 地始冻	立冬三候雉入大水为蜃					小雪一候 虹藏不见

本周节气： 寒气渐甚，不仅地表开始冻结，动物也全面进入越冬模式，为严寒做准备。

调养重点： 根据五运六气理论，本周阴寒无制，气温骤降，加之秋季燥金损伤肝血，凉燥血虚，寒气收引，若进食生冷的食物，容易出现皮肤的症状，尤其注意皮肤刺痒。

二、体质分析

重点需要注意调养的体质（★★★）	阴虚质
次要需要注意调养的体质（★★☆）	血瘀质、气虚质、气郁质
一般需要注意调养的体质（★☆☆）	平和质、阳虚质、特禀质、湿热质、痰湿质

- **阴虚质：** 阴血亏虚，肌肤失养，本周容易出现皮肤干燥、刺痛。
- **血瘀质：** 瘀滞不通，血行壅塞，尤其在久坐不动时容易出现腰痛。
- **气虚质：** 气弱络滞，不荣则痛，尤其在过食生冷食物时容易出现疲劳。
- **气郁质：** 气机不畅，风气旺盛，尤其在情志不畅时容易出现皮肤瘙痒。
- **平和质、阳虚质、特禀质、湿热质、痰湿质：** 本周较为平稳。

三、体质调养建议

（一）阴虚质（★★★）

1. 饮食起居

- **膳食推荐：** 银耳百合莲子羹。
- **做法：** 取适量银耳、百合、莲子，银耳泡发后与百合、莲子一起炖煮 30 分钟。早餐代餐食用，本周服用 3 次。
- **注意事项：** 外感期间不建议服用。

2. 运动锻炼

- **锻炼方式：** 参考太极拳云手式。
- **做法：** 马步站稳，向左 / 右横移一步，重心缓慢转移。双手交替画立圆，一手高不过肩，一手低不过腹。手向外推时呼气，向内收时吸气。酉时（17：00 ～ 19：00）重复 7 次，每次持续 15 分钟。
- **注意事项：** 注意呼吸与动作配合，全套动作以缓慢、微汗为宜。练功衣着应适宜，注意避风，练功后不要立即接触冷水。

3. 情志调养

- **调养方式：** 静心练习书法 / 绘画。
- **做法：** 专注临帖或涂鸦，笔墨轻缓，不追求技法，每日 15 分钟。
- **注意事项：** 控制运笔速度，注重过程体验，摒弃结果评价，作为注意力调控训练。

4. 不入口的药

- **方法：** 中药外洗。
- **做法：** 取适量当归、川芎、白芍、生地黄、荆芥，一起水煎 30 分钟，滤渣取液，待温度适宜后外洗瘙痒部位，每日 1 次，每次 15 分钟。
- **注意事项：** 避免水温过高，防止皮肤干燥加重；女性经期慎用，孕妇禁用。

5. 不破皮的针

- **方法：** 穴位按揉。
- **操作：** 巳时（09：00 ～ 11：00）按揉三阴交穴，用拇指指腹贴穴，顺时针按揉36圈。

- **注意事项：** 按揉穴位时避风，按揉至皮下微热、微微发胀为宜。

6. 备药建议

- **中成药：** 消风止痒颗粒。
- **功效：** 消风清热，除湿止痒。
- **适应证：** 丘疹性荨麻疹，湿疹，皮肤瘙痒症。建议在医师指导下使用。

（二）血瘀质（★★☆）

1. 饮食起居

- **膳食推荐：** 米酒。
- **做法：** 早晨温服，也可外用涂抹皮肤刺痛处。
- **注意事项：** 避免空腹饮用；女性经期慎用、孕妇及哺乳期女性禁用；特殊人群（如高血压患者）建议在医生指导下选择是否饮用。

2. 运动锻炼

- **锻炼方式：** 参考八段锦背后七颠百病消式。
- **做法：** 自然站立，脚跟提起后轻震落地，全身放松，反复颠动。午时（11：00～13：00）重复7次，每次持续15分钟，收式后静立调息。
- **注意事项：** 注意呼吸与动作配合，全套动作以缓慢、微汗为宜。练功衣着应适宜，注意避风，练功后不要立即接触冷水。

3. 情志调养

- **调养方式：** 五音疗法。
- **做法：** 午时（11：00～13：00）配合上述锻炼方式播放《高山流水》。
- **注意事项：** 呼吸配合音乐节奏进行，如出现身体不适，应立即停止。

4. 不入口的药

- **方法：** 中药外洗。
- **做法：** 取适量川芎、桂枝，一起水煎30分钟，滤渣取液，待温度适宜后外洗瘙痒部位，每日1次，每次15分钟。
- **注意事项：** 避免水温过高，防止皮肤干燥加重；女性经期慎用、孕妇禁用。

5. 不破皮的针

- **方法：** 刮痧。
- **操作：** 涂抹适量刮痧油后，用牛角板沿腿部肝经循行部位从上向下轻刮，可分段刮痧，出痧即止。
- **注意事项：** 不可大面积暴力刮痧，循经小范围刮痧即可。刮痧后需避风寒，当天勿洗澡。建议在专业医师指导下进行。

（三）气虚质（★★☆）

1. 饮食起居

- 膳食推荐：小米粥。
- 做法：取小米、鲜山药（去皮）、莲子适量，洗净后加入适量水，煮沸后转小火熬粥。早晨作粥服用。本周服用 3 次。
- 注意事项：避免与寒凉食物（如冷饮、西瓜）同食，以免伤脾胃。

2. 运动锻炼

- 锻炼方式：拉伸运动。
- 做法：站 / 坐姿，缓慢伸展肩颈、腰背、腿后侧。每个部位保持 15 ～ 30 秒，自然呼吸。
- 注意事项：腰椎间盘突出症患者应避免弯腰动作。

3. 情志调养

- 调养方式：五音疗法。
- 做法：辰时（07：00 ～ 09：00）配合上述锻炼方式播放《平湖秋月》。
- 注意事项：呼吸应配合音乐节奏进行，如出现身体不适，应立即停止。

4. 不入口的药

- 方法：睡前用中药泡脚。
- 做法：取黄芪、生姜适量煮水，睡前泡脚 15 分钟。
- 注意事项：注意水面没过脚踝，水温控制在 50℃以下，以微汗为宜。

5. 不破皮的针

- 方法：耳穴压豆。
- 操作：取单侧耳穴脾穴，用王不留行籽贴压，以穴位点有发热、胀痛感为度。建议在专业医师指导下操作。
- 注意事项：每日按压 3 ～ 5 次，每次 2 分钟，隔 2 日可换对侧耳穴贴压。

（四）气郁质（★★☆）

1. 饮食起居

- 膳食推荐：陈皮佛手玫瑰饮。
- 做法：取适量陈皮、佛手、玫瑰花，沸水焖泡 5 分钟。每天 1 杯。
- 注意事项：不得空腹饮用。女性经期慎用，孕妇、胃炎患者、花粉过敏者禁用。

2. 运动锻炼

- 锻炼方式：参考八段锦两手托天理三焦式。
- 做法：具体动作同第二周震颤（阴虚风动）“三、体质调养建议 - 气郁质 -

运动锻炼”的动作内容，申时（15：00～17：00）重复 7 次，持续 15 分钟。

- **注意事项：** 注意呼吸与动作配合，全套动作以缓慢、微汗为宜。练功衣着应适宜，注意避风，练功后不要立即接触冷水。

3. 情志调养

- **调养方式：** 披发散步或闲庭信步。
- **做法：** 下午散步 20 分钟左右。散步时眺望远方。
- **注意事项：** 避风寒，微汗为宜，晴天出行。

4. 不入口的药

- **方法：** 佩戴中药香囊。
- **做法：** 取适量柴胡、佛手、合欢皮、川芎，打粉后装入囊袋。将香囊挂于膻中穴处，每日佩戴。每 2 周更换一次粉末，时时揉搓。
- **注意事项：** 粉尘过敏者禁用。

5. 不破皮的针

- **方法：** 拍打胆经。
- **操作：** 用手掌或拳头拍打腿部外侧中线，从臀部下方开始，沿着胆经循行的线路向下拍打，一直到膝盖下方。每分钟 60～100 次。
- **注意事项：** 用力适度，以有酸胀感为宜。

（五）平和质、阳虚质、特禀质、湿热质、痰湿质（★☆☆）

1. 饮食起居

适当多吃白萝卜，少熬夜。

2. 运动锻炼

适当进行四肢伸展运动。

3. 情志调养

避免生气、愤怒的情绪。

第四十三周

筋瘤

（瘀血阻络）

一、历法解析

历法	周一	周二	周三	周四	周五	周六	周日
公历	2026 年 11 月 23 日	2026 年 11 月 24 日	2026 年 11 月 25 日	2026 年 11 月 26 日	2026 年 11 月 27 日	2026 年 11 月 28 日	2026 年 11 月 29 日
农历	马年 十月十五	马年 十月十六	马年 十月十七	马年 十月十八	马年 十月十九	马年 十月二十	马年 十月廿一
干支历	丙午年 己亥月 辛丑日	丙午年 己亥月 壬寅日	丙午年 己亥月 癸卯日	丙午年 己亥月 甲辰日	丙午年 己亥月 乙巳日	丙午年 己亥月 丙午日	丙午年 己亥月 丁未日
节气历	小雪一候虹藏不见				小雪二候天气上升，地气下降		

本周节气： 阳气上升、阴气沉降，天地阴阳不再交融，万物闭藏，寒冷加剧。

调养重点： 根据五运六气理论，本周寒气收引凝滞，气血运行凝滞，燥伤阴血，血虚运行不畅，若久站或久坐少动，瘀血阻络容易出现循环系统的症状，尤其需要注意筋瘤（如下肢静脉曲张）。

二、体质分析

体质	
重点需要注意调养的体质（★★★）	血瘀质
次要需要注意调养的体质（★★☆）	气郁质、痰湿质、阳虚质
一般需要注意调养的体质（★☆☆）	平和质、阴虚质、特禀质、湿热质、气虚质

- **血瘀质：**血瘀阻滞脉络，本周容易出现下肢静脉曲张。
- **气郁质：**气机不利，加重血瘀，尤其在情志不畅时容易出现胁痛。
- **痰湿质：**湿邪阻滞，气血壅滞，尤其在过食肥厚的食物后容易出现脘腹痞满。
- **阳虚质：**阳气不足，无以温通脉道，尤其在受寒后容易出现四肢怕冷。
- **平和质、阴虚质、特禀质、湿热质、气虚质：**本周较为平稳。

三、体质调养建议

（一）血瘀质（★★★）

1. 饮食起居

- **膳食推荐：**红糖姜茶。
- **做法：**取生姜 5 片煮水，加适量红糖煮沸。每日 1 次，晨起温服。
- **注意事项：**经期慎用，宜月经彻底干净 2 天后服用。

2. 运动锻炼

- **锻炼方式：**步行或慢跑。
- **做法：**每日 30 分钟步行或慢跑，匀速低强度，穿弹力袜辅助静脉回流。
- **注意事项：**保持呼吸频率及步伐平稳，注意保暖，避免因出汗过多受寒。

3. 不入口的药

- **方法：**睡前用中药泡脚。
- **做法：**取红花、益母草适量煮水，睡前泡脚 15 分钟。
- **注意事项：**注意水面没过脚踝，水温控制在 50℃以下，以微汗为宜；女性经期慎用，孕妇禁用。

4. 不破皮的针

- **方法：**刮痧。
- **操作：**平躺抬腿靠墙（与身体呈 90°），涂抹适量刮痧油后，用牛角板沿腿部肝经从上向下轻刮，可分段刮痧，出痧即止。
- **注意事项：**不可大面积暴力刮痧，循经小范围刮痧即可。刮痧后需避风寒，当天勿洗澡。建议在专业医师指导下进行。

5. 备药建议

- **中成药：**血府逐瘀胶囊。
- **功效：**活血祛瘀，行气止痛。
- **适应证：**气滞血瘀所致的胸痹，头痛日久，痛如针刺而有定处，内热烦闷，心悸失眠，急躁易怒。建议在医师指导下使用。

（二）气郁质（★★☆）

1. 饮食起居

- **膳食推荐：**陈皮佛手玫瑰饮。
- **做法：**取陈皮、佛手、玫瑰花适量。沸水焖泡 5 分钟，每天 1 杯。
- **注意事项：**不得空腹饮用。女性经期慎用，孕妇、胃炎患者、花粉过敏者禁用。

2. 运动锻炼

- **锻炼方式：**参考八段锦两手托天理三焦式。
- **做法：**同第二周震颤（阴虚风动）“三、体质调养建议 - 气郁质 - 运动锻炼”的动作内容，申时（15：00 ～ 17：00）重复 7 次，持续 15 分钟。
- **注意事项：**注意呼吸与动作配合，全套动作以缓慢、微汗为宜。练功衣着应适宜，注意避风，练功后不要立即接触冷水。

3. 不破皮的针

- **方法：**拍打胆经。
- **操作：**用手掌或拳头拍打腿部外侧，从臀部下方开始，沿着胆经循行的线路向下拍打，一直到膝盖下方。每分钟 60 ～ 100 次。
- **注意事项：**用力适度，以有酸胀感为宜。

（三）痰湿质（★★☆）

1. 饮食起居

- **膳食推荐：**陈皮薏苡仁山楂饮。
- **做法：**取适量陈皮、炒薏苡仁、山楂煮水。每日 1 杯。
- **注意事项：**禁止空腹饮用，孕妇慎用。

2. 运动锻炼

- **锻炼方式：**健走。
- **做法：**户外健走，步速推荐控制在 80 ～ 100 步 / 分钟。每日 30 ～ 45 分钟，在申时（15：00 ～ 17：00）进行最佳。
- **注意事项：**避风寒，微汗为宜，晴天出行。

3. 不入口的药

- **方法：**佩戴中药香囊。
- **做法：**取适量柴胡、苍术、丁香、吴茱萸揉碎放入香囊包中。将香囊挂于膻中穴处，每日佩戴。每 2 周更换一次粉末，时时揉搓。
- **注意事项：**粉尘过敏者禁用。

4. 不破皮的针

- **方法：** 睡前揉腹按摩。
- **操作：** 掌心搓热后叠放于脐部，先顺时针揉动36圈，再逆时针揉动24圈，重点按揉中脘穴、天枢穴。睡前1小时揉按，力度以皮下组织微热为度。
- **注意事项：** 注意动作轻柔，避免暴力按压腹部。

（四）阳虚质（★★☆）

1. 饮食起居

- **膳食推荐：** 当归生姜羊肉汤。
- **做法：** 取适量当归、生姜、羊肉，加水炖煮1.5小时至熟，调味后温服，可作为午餐汤品食用，本周服用3～5次。
- **注意事项：** 感冒发热期间请勿食用。

2. 运动锻炼

- **锻炼方式：** 参考八段锦两手攀足固肾腰式。
- **做法：** 同第一周腹胀（脾虚湿困）“三、体质调养建议 - 阳虚质 - 运动锻炼”的动作内容，辰时（07：00～09：00）练习最佳。
- **注意事项：** 注意呼吸与动作配合，全套动作以缓慢、微汗为宜。练功衣着应适宜，注意避风，练功后不要立即接触冷水。

3. 不入口的药

- **方法：** 睡前泡脚。
- **做法：** 热水中放入少量食盐，睡前泡脚15分钟。
- **注意事项：** 注意水面没过脚踝，水温控制在50℃以下，以微汗为宜。

4. 不破皮的针

- **方法：** 命门穴、肾俞穴搓擦法。
- **操作：** 将双手掌心搓热，快速上下搓擦命门穴及两侧肾俞穴。共100次，持续5分钟。在卯时（05：00～07：00）晨起后操作最佳。
- **注意事项：** 注意在室内进行，避免吹风受寒。

（五）平和质、阴虚质、特禀质、湿热质、气虚质（★☆☆）

1. 饮食起居

减少摄入肥甘厚腻之品，如油炸食品、甜品、糯米等。

2. 运动锻炼

适当跑步锻炼。

3. 情志调养

避免思虑过多。

第四十四周

皮肤皲裂、冻疮

（寒凝血瘀）

一、历法解析

历法	周一	周二	周三	周四	周五	周六	周日
公历	2026年 11月30日	2026年 12月1日	2026年 12月2日	2026年 12月3日	2026年 12月4日	2026年 12月5日	2026年 12月6日
农历	马年 十月廿二	马年 十月廿三	马年 十月廿四	马年 十月廿五	马年 十月廿六	马年 十月廿七	马年 十月廿八
干支历	丙午年 己亥月 戊申日	丙午年 己亥月 己酉日	丙午年 己亥月 庚戌日	丙午年 己亥月 辛亥日	丙午年 己亥月 壬子日	丙午年 己亥月 癸丑日	丙午年 己亥月 甲寅日
节气历	小雪二候 天气上升、地气下降		小雪三候闭塞而成冬				

本周节气： 气温由寒转化为极寒，此时温度过低，阳气潜藏于雪层之下，天地之气不再相交。天地间的万物都呈现闭塞状态。

调养重点： 根据五运六气理论，本周寒气太过，燥气亦盛；寒燥相夹，侵袭皮肤肌表。加之冬季取暖，更伤津液，容易出现皮肤病症，尤其需要注意寒凝血瘀导致的皮肤皲裂、冻疮等。

二、体质分析

重点需要注意调养的体质（★★★）	阳虚质
次要需要注意调养的体质（★★☆）	阴虚质、血瘀质、气虚质
一般需要注意调养的体质（★☆☆）	平和质、特禀质、痰湿质、湿热质、气郁质

- **阳虚质：**阳气虚弱，肌肤失温，津液不行，血行不畅，本周容易出现冻疮、皲裂。
- **阴虚质：**阴虚失润，寒燥侵袭肌肤，尤其在烤火过度时容易出现皮肤干燥、皲裂。
- **血瘀质：**瘀血阻滞，气血不通，尤其在受寒后容易出现冻疮、皮肤刺痛。
- **气虚质：**元气不足，温煦失职，神疲乏力，尤其在进食生冷食物后容易出现手足不温、皮肤干燥脱屑。
- **平和质、特禀质、痰湿质、湿热质、气郁质：**本周较为平稳。

三、体质调养建议

（一）阳虚质（★★★）

1. 饮食起居

- **方法：**防寒保暖。
- **做法：**重点护头部、腰腹、膝部，穿长袜护住脚踝，戴手套护住手。
- **注意事项：**少去江、河、湖、海等水边吹风。

2. 运动锻炼

- **锻炼方式：**参考五禽戏的鹿抵式。
- **做法：**拧腰转体，手臂如角，目随手视，马步稳固。左右交替各 7 次，持续 10 分钟，酉时（17：00 ～ 19：00）练习最佳。
- **注意事项：**注意呼吸与动作配合，全套动作以缓慢、微汗为宜。练功衣着应适宜，注意避风，练功后不要立即接触冷水。

3. 不入口的药

- **方法：**中药泡脚。
- **做法：**用适量当归、肉桂、艾叶煮水泡脚，晨起泡 15 分钟。
- **注意事项：**注意水面没过脚踝，水温控制在 50℃以下，以微汗为宜。

4. 不破皮的针

- **方法：**捏脊。
- **操作：**在后背正中线，自下而上，从臀裂到颈部大椎穴，捏 3 ～ 5 遍。注意捏 3 下，向上提 1 次。
- **注意事项：**力度适中，以皮肤微红为度。

5. 备药建议

- **中成药：**云南白药气雾剂。
- **功效：**活血散瘀，消肿止痛。
- **适应证：**跌打损伤，瘀血肿痛，肌肉酸痛及风湿疼痛。建议在医师指导下使用。若出现冻疮溃烂，请及时就医。

（二）阴虚质（★★☆）

1. 饮食起居

- **膳食推荐**：银耳莲子羹。
- **做法**：取适量银耳、百合、莲子，银耳泡发后与百合、莲子一起炖煮30分钟。早餐代餐食用，1周服用3次。
- **注意事项**：外感期间不建议服用。

2. 运动锻炼

- **锻炼方式**：打坐。
- **做法**：盘腿，挺直脊梁，使脊椎保持自然生理曲线，双手相叠，掌心向上。呼气下沉，排除杂念，关注呼吸，持续20～30分钟。戌时（19：00～21：00）练习最佳。
- **注意事项**：室内进行，避风寒。

3. 不破皮的针

- **方法**：穴位按揉。
- **操作**：酉时（17：00～19：00）时按揉太溪穴，用拇指指腹贴穴，顺时针按揉36圈。
- **注意事项**：按揉穴位时避风，按揉至皮下微热、微微发胀为宜。

（三）血瘀质（★★☆）

1. 饮食起居

- **膳食推荐**：姜枣红茶。
- **做法**：取适量红茶、大枣、老生姜、蜂蜜。大枣掰开，与红茶、老生姜一起加清水煎茶，待温时，调入蜂蜜饮用。辰时（07：00～09：00）温服最佳。本周服用3次。
- **注意事项**：感冒发热期间禁用。

2. 运动锻炼

- **锻炼方式**：散步。
- **做法**：巳时（09：00～11：00）散步20分钟左右。散步时眺望远方。
- **注意事项**：避风寒，微汗为宜，晴天出行。

3. 不破皮的针

- **方法**：穴位按揉。
- **操作**：巳时（09：00～11：00）按揉血海穴，用拇指指腹贴穴，顺时针按揉36圈。

- **注意事项：** 按揉穴位时避风，按揉至皮下微热、微微发胀为宜。

（四）气虚质（★★☆）

1. 饮食起居

- **膳食推荐：** 黄芪桂圆童子鸡汤。
- **做法：** 取适量童子鸡肉、黄芪、干桂圆肉、生姜、大枣。鸡肉冷水入锅，加料酒煮沸去浮沫，捞出洗净；所有食材一起大火煮沸转小火炖 1.5 小时；加盐 3 克再炖 10 分钟，撇油即成。作为午餐或晚餐汤品食用，本周服用 2～3 次。
- **注意事项：** 感冒发热期间请勿食用。

2. 运动锻炼

- **锻炼方式：** 参考五禽戏熊戏的熊运式。
- **做法：** 同第八周胃痛（肝气犯胃）的“三、体质调养建议 - 气虚质 - 运动锻炼”的动作内容，巳时（09：00 ～ 11：00）练习最佳。
- **注意事项：** 注意呼吸与动作配合，全套动作以缓慢、微汗为宜。练功衣着应适宜，注意避风，练功后不要立即接触冷水。

3. 不破皮的针

- **方法：** 穴位按揉。
- **操作：** 巳时（09：00 ～ 11：00）按揉足三里穴，用拇指指腹贴穴，顺时针按揉 36 圈。
- **注意事项：** 按揉穴位时避风，按揉至皮下微热、微微发胀为宜。

（五）平和质、特禀质、痰湿质、湿热质、气郁质（★☆☆）

1. 饮食起居

- 减少摄入水果、冷饮等生冷之品，鱼腥草、蒲公英等凉性食材制作的茶饮，胡椒、花椒、油炸等温燥、油腻的食物。
- 本周禁艾灸、汗蒸、泡温泉；避免过度烤火。

2. 运动锻炼

适当运动，注意防风防寒，避免大量出汗。

3. 情志调养

避免忧思，多参与轻松愉快的活动。

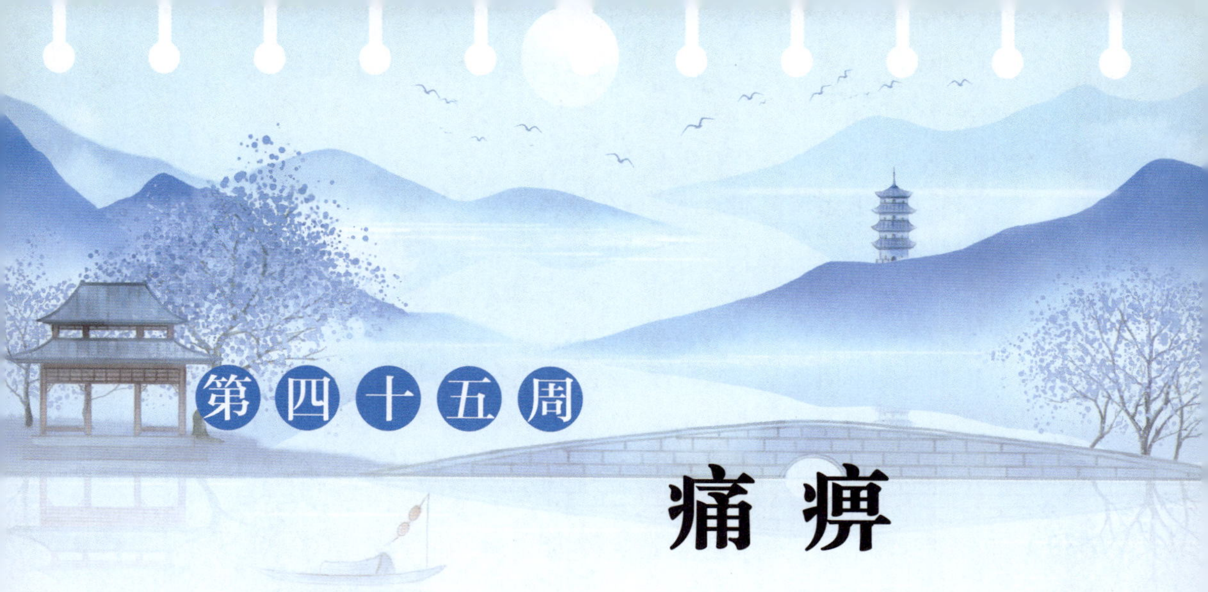

第四十五周

痛痹

（寒湿阻络）

一、历法解析

历法	周一	周二	周三	周四	周五	周六	周日
公历	2026年 12月7日	2026年 12月8日	2026年 12月9日	2026年 12月10日	2026年 12月11日	2026年 12月12日	2026年 12月13日
农历	马年 十月廿九	马年 十月三十	马年 冬月初一	马年 冬月初二	马年 冬月初三	马年 冬月初四	马年 冬月初五
干支历	丙午年 庚子月 乙卯日	丙午年 庚子月 丙辰日	丙午年 庚子月 丁巳日	丙午年 庚子月 戊午日	丙午年 庚子月 己未日	丙午年 庚子月 庚申日	丙午年 庚子月 辛酉日
节气历	大雪一候鹖旦不鸣					大雪二候虎始交	

本周节气：此时温度极低，降雪由小变大。由于天气太冷，鹖旦鸟夜晚不再出来活动鸣叫；而老虎作为感知阳气能力较强的动物，提前感知到下一节气，阳气即将升起，于是便开始交配。

调养重点：根据五运六气理论，本周寒气较重；风寒湿邪侵袭人体关节经络，经脉痹阻，气血运行失畅。患有风湿关节病的人群，此时容易出现运动系统的症状，尤其需要注意寒湿阻络导致的痛痹等。

二、体质分析

重点需要注意调养的体质（★★★）	血瘀质
次要需要注意调养的体质（★★☆）	阳虚质、痰湿质、气郁质
一般需要注意调养的体质（★☆☆）	平和质、特禀质、气虚质、湿热质、阴虚质

• **血瘀质：** 瘀血阻滞，加之外寒侵袭经络关节，气血不通，本周容易出现关节痹痛、屈伸不利。

• **阳虚质：** 阳气不足，温煦失职，血行缓慢，尤其在受寒后容易出现胸闷、胸痛。

• **痰湿质：** 痰湿阻滞，气血运行不利，尤其在进食肥甘厚腻的食物后容易出现关节酸楚、疼痛。

• **气郁质：** 气机不畅，血行不利，尤其在情绪抑郁时容易出现周身疼痛、痛无定处。

• **平和质、特禀质、气虚质、湿热质、阴虚质：** 本周较为平稳。

三、体质调养建议

（一）血瘀质（★★★）

1. 饮食起居

• **膳食推荐：** 当归生姜羊肉汤。

• **做法：** 取适量羊肉、当归、生姜、大枣。羊肉冷水下锅，加料酒 1 勺煮沸去血沫，捞出洗净；所有食材放入砂锅加水大火煮沸后转小火炖 1.5 小时；加盐适量，撒葱花或香菜即可。作为午餐或晚餐汤品食用，本周服用 2 ～ 3 次。

• **注意事项：** 感冒发热期间请勿食用。

2. 运动锻炼

• **锻炼方式：** 瑜伽。

• **做法：** 拉筋伸展，保持动作标准，每次 30 ～ 45 分钟，申时（15：00 ～ 17：00）进行最佳。

• **注意事项：** 注意在室内进行，衣着宽松，避免吹风受寒。运动前热身，避免受伤。

3. 不入口的药

• **方法：** 晨起用中药泡脚。

• **做法：** 用适量当归、肉桂、艾叶煮水，晨起泡脚 15 分钟。

• **注意事项：** 注意水面没过脚踝，水温控制在 50℃以下，以微汗为宜。

4. 不破皮的针

• **方法：** 刮痧。

• **操作：** 涂抹适量刮痧油后，用牛角板沿脊背部膀胱经从上向下轻刮，可分段刮痧，出痧即止。

• **注意事项：** 不可大面积暴力刮痧，循经小范围刮痧即可。刮痧后需避风寒，当天勿洗澡。建议在专业医师指导下进行。

5. 备药建议

- **中成药：**小活络丸。
- **功效：**祛风散寒，化痰除湿，活血止痛。
- **适应证：**风寒湿邪闭阻、痰瘀阻络所致的痹病，症见肢体关节疼痛，或冷痛，或刺痛，或疼痛夜甚、关节屈伸不利、麻木拘挛。建议在医师指导下使用。

（二）阳虚质（★★☆）

1. 饮食起居

- **膳食推荐：**黄酒。
- **做法：**早饭后饮黄酒 50 ～ 100mL，可起到温经散寒，活血通络之效。
- **注意事项：**加热后温服，不可过量，且酒后禁止开车。

2. 运动锻炼

- **锻炼方式：**参考五禽戏鹿戏的鹿奔式。
- **做法：**同第十二周心烦、心悸（阴虚火旺）的“三、体质调养建议 - 气郁质 - 运动锻炼”的动作内容，在酉时（17：00 ～ 19：00）练习最佳。
- **注意事项：**注意呼吸与动作配合，全套动作以缓慢、微汗为宜。练功衣着应适宜，注意避风，练功后不要立即接触冷水。

3. 不破皮的针

- **方法：**穴位按揉。
- **操作：**酉时（17：00 ～ 19：00）时按揉肾俞穴，用拇指指腹贴穴，顺时针按揉 36 圈。
- **注意事项：**按揉穴位时避风，按揉至皮下微热、微微发胀为宜。

（三）痰湿质（★★☆）

1. 饮食起居

忌进食过多补气血的食物，如阿胶、大枣、枸杞子等；减少摄入肥甘厚腻食物，如粽子、汤圆、糍粑、糯米酒、年糕、烧麦等，避免进一步加重体内痰湿。

2. 运动锻炼

- **锻炼方式：**散步。
- **做法：**早晚饭后半小时后快走 15 分钟或慢走 3000 步。
- **注意事项：**避风寒，微汗为宜，晴天出行。

3. 不破皮的针

- **方法：**穴位按揉。

- **操作：**巳时（09：00 ～ 11：00）按揉丰隆穴，用拇指指腹贴穴，顺时针按揉 36 圈。
- **注意事项：**按揉穴位时避风，按揉至皮下微热、微微发胀为宜。

（四）气郁质（★★☆）

1. 饮食起居

- **膳食推荐：**玫瑰乌龙茶。
- **做法：**取适量玫瑰花、乌龙茶，沸水冲泡。早晨温服最佳，本周饮用 3 次。
- **注意事项：**禁止空腹饮用，避免喝浓茶。

2. 运动锻炼

- **锻炼方式：**羽毛球。
- **做法：**天气晴朗时，在室内打羽毛球，推荐在申时（15：00 ～ 17：00）进行，持续 1 小时。强度不可太高，微微出汗即可。
- **注意事项：**注意在出汗后适当补充淡盐水，并换掉湿衣服，避免受寒。

3. 不破皮的针

- **方法：**穴位按揉。
- **操作：**亥时（21：00 ～ 23：00）按揉阳陵泉穴，用拇指指腹贴穴，顺时针按揉 36 圈。
- **注意事项：**按揉穴位时避风，按揉至皮下微热、微微发胀为宜。

（五）平和质、特禀质、气虚质、湿热质、阴虚质（★☆☆）

1. 饮食起居

减少以下食物的摄入：水果、冷饮等生冷之品，鱼腥草、蒲公英等凉性茶饮，胡椒、花椒、油炸食品等温燥、油腻的食物。

2. 运动锻炼

适当运动，注意防风防寒，避免大量出汗。

3. 情志调养

避免忧思，多参与轻松愉快的活动。

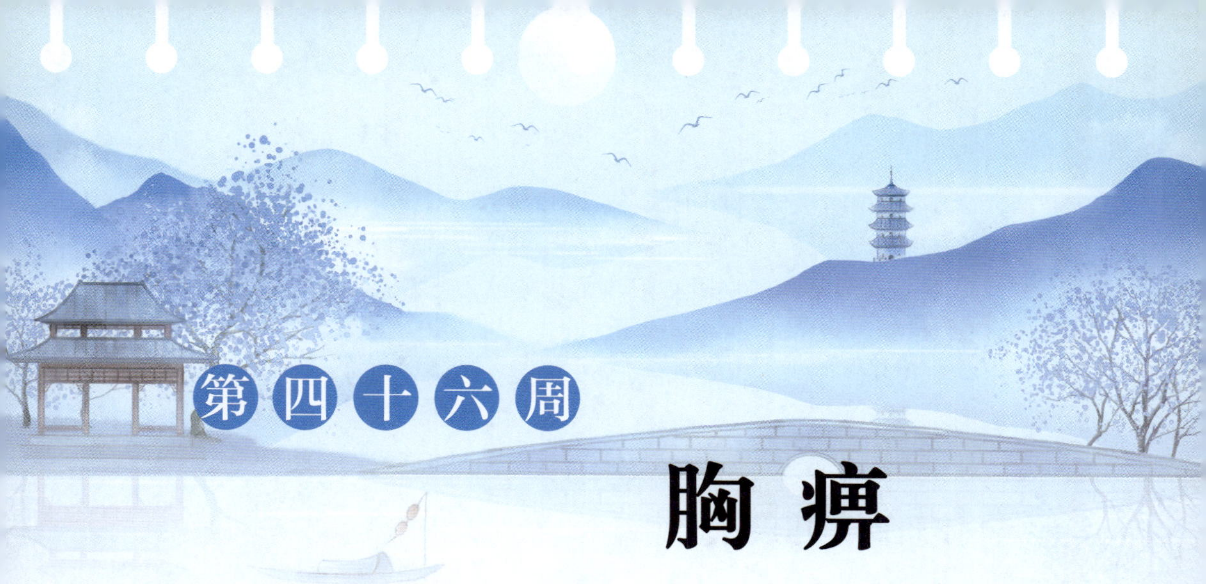

第四十六周

胸痹

（心阳不振）

一、历法解析

历法	周一	周二	周三	周四	周五	周六	周日
公历	2026 年 12 月 14 日	2026 年 12 月 15 日	2026 年 12 月 16 日	2026 年 12 月 17 日	2026 年 12 月 18 日	2026 年 12 月 19 日	2026 年 12 月 20 日
农历	马年 冬月初六	马年 冬月初七	马年 冬月初八	马年 冬月初九	马年 冬月初十	马年 冬月十一	马年 冬月十二
干支历	丙午年 庚子月 壬戌日	丙午年 庚子月 癸亥日	丙午年 庚子月 甲子日	丙午年 庚子月 乙丑日	丙午年 庚子月 丙寅日	丙午年 庚子月 丁卯日	丙午年 庚子月 戊辰日
节气历	大雪二候虎始交			大雪三候荔挺出			

本周节气： 此时阴气盛极而阳气初萌，自然界呈现“阴极阳生”的过渡性特征。

调养重点： 根据五运六气理论，本周寒水侵袭上焦，抑制心阳温煦功能，导致胸阳不振、气血推动无力；寒主收引，使血脉挛缩，心脉痹阻，过食生冷易引发循环系统疾病，尤其需要注意胸痹如冠心病的发作。

二、体质分析

重点需要注意调养的体质（★★★）	阳虚质
次要需要注意调养的体质（★★☆）	血瘀质、痰湿质、气郁质
一般需要注意调养的体质（★☆☆）	平和质、阴虚质、特禀质、湿热质、气虚质

- **阳虚质：**心阳不足，胸阳不振，本周容易出现胸痛。
- **血瘀质：**血瘀脉络，心脉痹阻，尤其在过度劳累后容易出现胸部刺痛。
- **痰湿质：**痰湿不化，痹阻心阳，尤其在过食肥甘厚腻后容易出现胸闷、胸痛。
- **气郁质：**肝气郁结，加重气滞血瘀，尤其在情绪变化过大时容易出现胁胀痛、胸闷。
- **平和质、阴虚质、特禀质、湿热质、气虚质：**本周较为平稳。

三、体质调养建议

（一）阳虚质（★★★）

1. 饮食起居

- **膳食推荐：**肉桂姜枣茶。
- **做法：**取适量肉桂、生姜、大枣，水煎，水开后煮 10 分钟即成。午时（11：00 ～ 13：00）饭后饮用。
- **注意事项：**肉桂性大热，不宜过量饮用；感冒发热期间请勿食用；孕妇及女性经期禁用。

2. 运动锻炼

- **锻炼方式：**参考八段锦两手攀足固肾腰式。
- **做法：**同第一周腹胀（脾虚湿困）“三、体质调养建议 - 阳虚质 - 运动锻炼”的动作内容，辰时（07：00 ～ 09：00）练习最佳。
- **注意事项：**注意呼吸与动作配合，全套动作以缓慢、微汗为宜。练功衣着应适宜，注意避风，练功后不要立即接触冷水。

3. 不入口的药

- **方法：**睡前用中药泡脚。
- **做法：**取适量艾叶、生姜煮水，睡前泡脚 15 分钟。
- **注意事项：**注意水面没过脚踝，水温控制在 50℃以下，以微汗为宜。

4. 不破皮的针

- **方法：**命门穴、肾俞穴搓擦法。
- **操作：**将双手掌心搓热，快速上下搓擦命门穴及两侧肾俞穴。共 100 次，持续 5 分钟。在卯时（05：00 ～ 07：00）晨起后操作最佳。
- **注意事项：**注意在室内进行，避免吹风受寒。

5. 备药建议

- **中成药：**复方丹参滴丸。
- **功效：**活血化瘀，理气止痛。

- **适应证：** 气滞血瘀所致的胸痹，症见胸闷、心前区刺痛；冠心病心绞痛见上述证候者。建议在医师指导下使用。若心绞痛发作，请及时就医。

（二）血瘀质（★★☆）

1. 饮食起居

- **膳食推荐：** 丹参山楂饮。
- **做法：** 取适量丹参、山楂，水煎 20 分钟，代茶饮。午时（11：00 ～ 13：00）饭后 1 小时喝 1 杯。
- **注意事项：** 禁止空腹饮用。女性经期慎用，孕妇禁用。

2. 运动锻炼

- **锻炼方式：** 参考五禽戏的虎戏。
- **做法：** 同第三十七周血压升高（阴阳两虚）“三、体质调养建议 - 阳虚质 - 运动锻炼”的动作内容。每次 15 分钟，在午时（11：00 ～ 13：00）进行最佳。
- **注意事项：** 注意呼吸与动作配合，全套动作以缓慢、微汗为宜。练功衣着应适宜，注意避风，练功后不要立即接触冷水。

3. 不入口的药

- **方法：** 中药足浴。
- **做法：** 取适量艾叶、桂枝、生姜、丹参，一起煎煮后放至水温 40℃左右泡脚，每次 20 分钟。申时（15：00 ～ 17：00）足浴为佳。
- **注意事项：** 避免睡前足浴；女性经期慎用，孕妇禁用。

4. 不破皮的针

- **方法：** 刮痧。
- **操作：** 涂抹适量麻油后，用牛角板沿脊背部膀胱经从上向下轻刮，可分段刮痧，出痧即止。申时（15：00 ～ 17：00）刮痧为宜，本周 1 次即可。
- **注意事项：** 避风寒，刮痧当天勿洗澡。忌用重手法破皮。

（三）痰湿质（★★☆）

1. 饮食起居

- **膳食推荐：** 山药薏苡仁粥。
- **做法：** 取适量山药、薏苡仁、粳米，慢火煮粥。早餐代餐食用，本周服用 3 次。
- **注意事项：** 孕妇禁用。

2. 运动锻炼

- **锻炼方式：** 健走。
- **做法：** 户外健走，步速推荐控制在 80 ～ 100 步 / 分钟。每日 30 ～ 45 分钟，在申时（15：00～17：00）进行最佳。

- **注意事项**：避风寒，微汗为宜，晴天出行。

3. 不入口的药

- **方法**：使用中药枕头。
- **做法**：取适量石菖蒲、艾叶、檀香，制成药枕当作枕头。夏季 3～4 个月更换，其他季节 8～9 个月。
- **注意事项**：初次使用可垫于棉枕下逐步适应，避免直接接触过敏；孕妇、儿童、哮喘患者及过敏体质者慎用。

4. 不破皮的针

- **方法**：穴位按揉。
- **操作**：巳时（09：00～11：00）按揉足三里穴，用拇指指腹贴穴，顺时针按揉 36 圈。
- **注意事项**：按揉穴位时避风，按揉至皮下微热、微微发胀为宜。

（四）气郁质（★★☆）

1. 饮食起居

- **膳食推荐**：香橼佛手茶。
- **做法**：取适量香橼、佛手，加水一起煮，水开后再煮 10 分钟即成，午时（11：00～13：00）饭后 1 小时喝 1 杯。
- **注意事项**：避免空腹饮用。

2. 运动锻炼

- **锻炼方式**：拉伸运动。
- **做法**：站 / 坐姿，缓慢伸展肩颈、腰背、腿后侧。每个部位保持 15～30 秒，自然呼吸。
- **注意事项**：避免因动作过快、幅度过大引起胸痛；腰椎间盘突出症患者避免弯腰动作。

3. 情志调养

注意避免情绪突然变化，如突然大喜、愤怒等。

4. 不入口的药

- **方法**：睡前泡脚。
- **做法**：热水中放入少量食盐，睡前泡脚 15 分钟。
- **注意事项**：注意水面没过脚踝，水温控制在 50℃以下，以微汗为宜。

5. 不破皮的针

- **方法**：拍打胆经。
- **操作**：用手掌或拳头拍打腿部外侧正中线，从臀部下方开始，沿着胆经的线路向下拍打，一直到膝盖下方。每分钟 60 ～ 100 次。

- **注意事项：**用力适度，以有酸胀感为宜。

（五）平和质、阴虚质、特禀质、湿热质、气虚质（★☆☆）

1. 饮食起居

注意保暖，避免外出受寒。

2. 运动锻炼

避免剧烈运动。

3. 情志调养

避免情绪大起大落。

第四十七周

咽痛

（外感化热）

一、历法解析

历法	周一	周二	周三	周四	周五	周六	周日
公历	2026年12月21日	2026年12月22日	2026年12月23日	2026年12月24日	2026年12月25日	2026年12月26日	2026年12月27日
农历	马年冬月十三	马年冬月十四	马年冬月十五	马年冬月十六	马年冬月十七	马年冬月十八	马年冬月十九
干支历	丙午年庚子月乙巳日	丙午年庚子月庚午日	丙午年庚子月辛未日	丙午年庚子月壬申日	丙午年庚子月癸酉日	丙午年庚子月甲戌日	丙午年庚子月乙亥日
节气历	大雪三候荔挺出	冬至一候蚯蚓结					冬至二候麋角解

本周节气：阴气达到极致，阳气开始增强，气温虽然寒冷，但万物逐渐有阳气生发之象。

调养重点：根据五运六气理论，本周寒水致气候寒凉加剧，同时燥金伤阴化热，金盛克肝木致疏泄失调而致热郁，寒性收引气机不畅，外加冬至阳气初生，久烤火易引发呼吸系统症状，尤其需要注意外感化热导致的咽痛。

二、体质分析

重点需要注意调养的体质（★★★）	阴虚质
次要需要注意调养的体质（★★☆）	湿热质、气郁质、痰湿质
一般需要注意调养的体质（★☆☆）	平和质、阳虚质、特禀质、气虚质、血瘀质

- **阴虚质：** 阴血亏虚，卫外不固，邪气入里化热，本周容易出现外感化热导致的咽痛。
- **湿热质：** 湿遏热伏，卫阳受困，尤其在喝白酒后容易出现咳黄痰、身热不扬。
- **气郁质：** 气机不畅，郁而化火，尤其是爱生闷气者容易出现口苦、胁痛。
- **痰湿质：** 痰湿内盛，阻滞气机，尤其在摄入黏腻食物后容易出现身热、胸闷。
- **平和质、阳虚质、特禀质、气虚质、血瘀质：** 本周较为平稳。

三、体质调养建议

（一）阴虚质（★★★）

1. 饮食起居

- **膳食推荐：** 绿豆百合粥。
- **做法：** 取适量绿豆、百合、粳米，冰糖少许，一起煮粥即可。早晨作粥服用。本周服用 3 次。
- **注意事项：** 外感期间不建议服用。

2. 运动锻炼

- **锻炼方式：** 参考太极拳云手式。
- **做法：** 具体动作同第四十二周皮肤刺痒（阴虚血燥）“三、体质调养建议 - 阴虚质 - 运动锻炼”的动作内容。酉时（17：00 ～ 19：00）重复 7 次，每次持续 15 分钟。
- **注意事项：** 注意呼吸与动作配合，全套动作以缓慢、微汗为宜。练功衣着应适宜，注意避风，练功后不要立即接触冷水。

3. 不入口的药

- **方法：** 穴位敷贴。
- **做法：** 取适量薄荷粉、荆芥粉，调成糊状，贴敷于大椎穴及涌泉穴，半小时后取下。
- **注意事项：** 贴敷当天穴位处忌水，3 天内勿喝冷饮，避免食鱼、虾、蟹。本周敷贴 1 次。建议在医师指导下使用。

4. 不破皮的针

- **方法：** 穴位按揉。
- **操作：** 申时（15：00 ～ 17：00）按揉三阴交穴，用拇指指腹贴穴，顺时针按揉 36 圈。
- **注意事项：** 按揉穴位时避风，按揉至皮下微热、微微发胀为宜。

5. 备药建议

- **中成药：**感冒退热颗粒。
- **功效：**清热解毒，疏风解表。
- **适应证：**上呼吸道感染、急性扁桃体炎、咽喉炎属外感风热、热毒壅盛证，症见发热、咽喉肿痛。建议在医师指导下使用。

（二）湿热质（★★☆）

1. 饮食起居

- **膳食推荐：**冬瓜薏苡仁荷叶汤。
- **做法：**冬瓜连皮切块，荷叶焯水后与薏苡仁、猪骨同炖 2 小时。作为午餐汤品食用，本周服用 3 ～ 5 次。
- **注意事项：**避免与寒凉食物（如冷饮、西瓜）同食，以免伤脾胃。孕妇禁用。

2. 运动锻炼

- **锻炼方式：**瑜伽。
- **做法：**拉筋伸展，保持动作标准，每次 30 ～ 45 分钟，申时（15：00 ～ 17：00）进行最佳。
- **注意事项：**宜在室内进行，衣着宽松，避免吹风受寒。运动前热身，避免受伤。

3. 不入口的药

- **方法：**佩戴中药香囊。
- **做法：**取适量苍术、艾叶、薄荷，揉碎后放入香囊包中，随身佩戴。将香囊挂于膻中穴处，每日佩戴。每 2 周更换一次粉末，时时揉搓。
- **注意事项：**粉尘过敏者禁用。

4. 不破皮的针

本周严禁进行艾灸。

（三）气郁质（★★☆）

1. 饮食起居

- **膳食推荐：**佛手绿豆粥。
- **做法：**取适量鲜佛手、绿豆、粳米，一起煮粥即可。早晨作粥服用。本周服用 3 次。
- **注意事项：**避免与寒凉食物（如冷饮、西瓜）同食，以免伤脾胃。

2. 运动锻炼

- **锻炼方式：**参考八段锦两手托天理三焦式。

• **做法：** 同第二周震颤（阴虚风动）“三、体质调养建议 - 气郁质 - 运动锻炼”的动作内容，申时（15：00 ～ 17：00）练习最佳。

• **注意事项：** 注意呼吸与动作配合，全套动作以缓慢、微汗为宜。练功衣着应适宜，注意避风，练功后不要立即接触冷水。

3. 情志调养

• **调养方式：** 散步。

• **做法：** 巳时（09：00 ～ 11：00）散步 15 分钟左右。

• **注意事项：** 避风寒，微汗为宜，晴天出行。

4. 不入口的药

• **方法：** 佩戴中药香囊。

• **做法：** 取适量荆芥、柴胡、佛手，揉碎放入香囊包中。将香囊挂于膻中穴处，每日佩戴。每 2 周更换一次粉末，时时揉搓。

• **注意事项：** 粉尘过敏者禁用。

5. 不破皮的针

• **方法：** 拍打胆经。

• **操作：** 用手掌或拳头拍打腿部外侧正中线，从臀部下方开始，沿着胆经循行的路线向下拍打，一直到膝盖下方。每分钟 60 ～ 100 次。

• **注意事项：** 用力适度，以有酸胀感为宜。

（四）痰湿质（★★☆）

1. 饮食起居

忌食甜腻、黏滞的食物，如奶油蛋糕、糯米制品等。

2. 运动锻炼

• **锻炼方式：** 健走。

• **做法：** 户外健走，步速推荐控制在 80 ～ 100 步 / 分钟。每日 30 ～ 45 分钟，在申时（15：00 ～ 17：00）进行最佳。

• **注意事项：** 避风寒，微汗为宜，晴天出行。

3. 不入口的药

• **方法：** 佩戴中药香囊。

• **做法：** 取适量柴胡、苍术、白芷、佩兰，揉碎后放入香囊包中。将香囊挂于膻中穴处，每日佩戴。每 2 周更换一次粉末，时时揉搓。

• **注意事项：** 粉尘过敏者禁用；女性经期慎用，孕妇禁用。

4. 不破皮的针

• **方法：** 睡前揉腹按摩。

• **操作：** 掌心搓热后叠放于脐部，先顺时针揉动 36 圈，再逆时针揉动 24 圈，重点按揉中脘穴、天枢穴。

- **注意事项：** 睡前 1 小时练习，力度以皮下组织微热为度。

（五）平和质、阳虚质、特禀质、气虚质、血瘀质（★☆☆）

1. 饮食起居

忌吃过多温热的食物，如羊肉、韭菜等。

2. 运动锻炼

宜居家进行四肢伸展运动。

3. 情志调养

避免情绪压抑。

第四十八周

中风

（瘀血阻滞脑络）

一、历法解析

历法	周一	周二	周三	周四	周五	周六	周日
公历	2026年 12月28日	2026年 12月29日	2026年 12月30日	2026年 12月31日	2027年 1月1日	2027年 1月2日	2027年 1月3日
农历	马年 冬月二十	马年 冬月廿一	马年 冬月廿二	马年 冬月廿三	马年 冬月廿四	马年 冬月廿五	马年 冬月廿六
干支历	丙午年 庚子月 丙子日	丙午年 庚子月 丁丑日	丙午年 庚子月 戊寅日	丙午年 庚子月 己卯日	丙午年 庚子月 庚辰日	丙午年 庚子月 辛巳日	丙午年 庚子月 壬午日
节气历	冬至二候麋角解				冬至三候水泉动		

本周节气： 天地间已然呈现阳气萌动的现象，但此时即将进入小寒、大寒，气温进一步下降。

调养重点： 根据五运六气理论，本周主气太阳寒水（寒凝血脉）叠加客气阳明燥金（燥结津伤），寒燥相搏遏制心阳，气血运行无力且固摄失常，散收并见，血液易溢出脉外，急怒攻心易引发神经系统症状，尤其需要注意中风。

二、体质分析

重点需要注意调养的体质（★★★）	血瘀质
次要需要注意调养的体质（★★☆）	阴虚质、阳虚质、痰湿质
一般需要注意调养的体质（★☆☆）	平和质、气郁质、特禀质、湿热质、气虚质

- **血瘀质：** 血瘀阻滞脑络，血行受阻，本周容易出现中风。

- **阴虚质：** 阴不制阳，阳亢生风，尤其在心情急躁时容易出现潮热、盗汗以及中风。
- **阳虚质：** 阳虚内寒，无以推动血行，尤其是户外活动不注意保暖时容易出现四肢怕冷。
- **痰湿质：** 痰湿内盛，蒙蔽清窍，尤其在进食黏腻食物后容易出现头昏沉。
- **平和质、气郁质、特禀质、湿热质、气虚质：** 本周较为平稳。

三、体质调养建议

（一）血瘀质（★★★）

1. 饮食起居

- **膳食推荐：** 木耳祛瘀汤。
- **做法：** 取适量黑木耳、当归尾、生姜、新鲜山药。清水洗净黑木耳，煮沸后加当归、生姜、山药再煮30分钟。作为午餐汤品食用，本周服用3～5次。
- **注意事项：** 女性经期慎用，孕妇禁用。

2. 运动锻炼

避免剧烈运动：如快跑、跳跃、高强度力量训练等，可能引发血压骤升或脑供血不足。

3. 不入口的药

- **方法：** 佩戴中药香囊。
- **做法：** 取适量丹参、广藿香、檀香、甘松、苍术，打粉后装入囊袋。将香囊挂于膻中穴处，每日佩戴。每2周更换一次粉末，时时揉搓。
- **注意事项：** 粉尘过敏者禁用。

4. 不破皮的针

- **方法：** 穴位按揉。
- **操作：** 辰时（07：00～09：00）按揉风池穴、血海穴，用拇指指腹贴穴，顺时针按揉36圈。
- **注意事项：** 按揉穴位时避风，按揉至皮下微热、微微发胀为宜。

5. 备药建议

- **中成药：** 血府逐瘀胶囊。
- **功效：** 活血祛瘀，行气止痛。
- **适应证：** 气滞血瘀所致的胸痹，头痛日久，痛如针刺而有定处，内热烦闷，心悸失眠，急躁易怒。建议在医师指导下使用。

（二）阴虚质（★★☆）

1. 饮食起居

- **膳食推荐：** 莲子百合瘦肉汤。

- **做法：**取适量莲子（去芯）、百合、猪瘦肉，共同炖汤，作为午餐汤品食用，本周服用 3 ～ 5 次。
- **注意事项：**外感发热期间禁止服用。

2. 运动锻炼

- **锻炼方式：**参考太极拳云手式。
- **做法：**同第四十二周皮肤刺痒（阴虚血燥）的“三、体质调养建议 - 阴虚质 - 运动锻炼”的内容。
- **注意事项：**注意呼吸与动作配合，全套动作以缓慢、微汗为宜。练功衣着应适宜，注意避风，练功后不要立即接触冷水。

3. 情志调养

- **调养方式：**静心练习书法 / 绘画。
- **做法：**专注临帖或涂鸦，笔墨轻缓，不追求技法。每日 15 分钟。
- **注意事项：**控制运笔速度，注重过程体验，摒弃结果评价，作为注意力调控训练。

4. 不入口的药

- **方法：**使用中药枕头。
- **做法：**取适量天麻、菊花、钩藤、石决明，制成药枕。
- **注意事项：**初次使用可垫于棉枕下逐步适应，避免直接接触导致过敏；孕妇、儿童、哮喘患者及过敏体质者慎用。

5. 不破皮的针

- **方法：**穴位按揉。
- **操作：**亥时（21：00 ～ 23：00）按揉三阴交，用拇指指腹贴穴，顺时针按揉 36 圈。
- **注意事项：**按揉穴位时避风，按揉至皮下微热、微微发胀为宜。

（三）阳虚质（★★☆）

1. 饮食起居

- **膳食推荐：**山药板栗粥。
- **做法：**取适量山药、板栗、粳米，共同煮粥即可。早晨作粥服用。本周服用 3 次。
- **注意事项：**外感发热期间禁止服用。

2. 运动锻炼

- **锻炼方式：**参考八段锦两手攀足固肾腰式。
- **做法：**同第一周腹胀（脾虚湿困）“三、体质调养建议 - 阳虚质 - 运动锻炼”的动作内容，辰时（07：00 ～ 09：00）练习最佳。
- **注意事项：**注意呼吸与动作配合，全套动作以缓慢、微汗为宜。练功衣着应适宜，注意避风，练功后不要立即接触冷水。

3. 不入口的药

- **方法：** 睡前泡脚。
- **做法：** 热水中放入少量食盐，睡前泡脚 15 分钟。
- **注意事项：** 注意水面没过脚踝，水温控制在 50℃以下，以微汗为宜。

4. 不破皮的针

- **方法：** 命门穴、肾俞穴搓擦法。
- **操作：** 将双手掌心搓热，快速上下搓擦命门穴及两侧肾俞穴，共 100 次，持续 5 分钟。在卯时（05：00 ～ 07：00）晨起后操作最佳。
- **注意事项：** 注意在室内进行，避免吹风受寒。

（四）痰湿质（★★☆）

1. 饮食起居

饮食忌甜腻黏滞之品，如奶油蛋糕、糯米制品等。

2. 运动锻炼

- **锻炼方式：** 健走。
- **做法：** 户外健走，步速推荐控制在 80 ～ 100 步 / 分钟。每日 30 ～ 45 分钟，申时（15：00 ～ 17：00）锻炼最佳。
- **注意事项：** 避风寒，微汗为宜，晴天出行。

3. 不入口的药

- **方法：** 中药香囊。
- **做法：** 取适量苏合香、石菖蒲、川芎、佩兰，揉碎后放入香囊包中。将香囊挂于膻中穴处，每日佩戴。每 2 周更换粉末，时时揉搓。
- **注意事项：** 粉尘过敏者禁用；女性经期慎用，孕妇禁用。

4. 不破皮的针

- **方法：** 睡前揉腹按摩。
- **操作：** 掌心搓热后叠放于脐部，先顺时针揉腹 36 圈，再逆时针揉腹 24 圈，重点按揉中脘穴、天枢穴。
- **方法：** 睡前 1 小时练习，力度以皮下组织微热为度。

（五）平和质、气郁质、特禀质、湿热质、气虚质（★☆☆）

1. 饮食起居

注意防寒保暖，避风，重点保护腰腹、后背及足部。

2. 运动锻炼

宜居家进行四肢伸展运动。

3. 情志调养

忌过度思虑，遇事急躁。

第四十九周

牙痛

（阳虚寒凝）

一、历法解析

历法	周一	周二	周三	周四	周五	周六	周日
公历	2027 年 1 月 4 日	2027 年 1 月 5 日	2027 年 1 月 6 日	2027 年 1 月 7 日	2027 年 1 月 8 日	2027 年 1 月 9 日	2027 年 1 月 10 日
农历	马年 冬月廿七	马年 冬月廿八	马年 冬月廿九	马年 冬月三十	马年 腊月初一	马年 腊月初二	马年 腊月初三
干支历	丙午年 庚子月 癸未日	丙午年 辛丑月 甲申日	丙午年 辛丑月 乙酉日	丙午年 辛丑月 丙戌日	丙午年 辛丑月 丁亥日	丙午年 辛丑月 戊子日	丙午年 辛丑月 己丑日
节气历	冬至三候 水泉动	小寒一候雁北乡					小寒二候 鹊始巢

本周节气： 此时处于从冬至转向小寒的时候。冬至一阳生，此时阳气已动，而大雁由于感受到阳气的变化，便开始向北迁移。喜鹊也感知到阳气的萌动，知道来年的春天即将到来，所以在抓紧筑巢。

调养重点： 根据五运六气理论，本周寒气愈发严重；风寒之邪易侵袭少阴肾经，凝滞肾经气血。若在冬季贪凉饮冷，此时容易出现口腔的症状，尤其需要注意阳虚寒凝导致的牙痛症状。

二、体质分析

重点需要注意调养的体质（★★★）	阳虚质
次要需要注意调养的体质（★★☆）	气虚质、气郁质、湿热质
一般需要注意调养的体质（★☆☆）	平和质、特禀质、痰湿质、阴虚质、血瘀质

- **阳虚质：**阳气不足，温煦失职，寒邪侵袭，肾经不通，本周容易出现牙齿冷痛。
- **气虚质：**元气不足，无以固齿，又加寒邪易直中肾经，尤其在受寒后容易出现牙齿冷痛、牙齿浮动。
- **气郁质：**气机不畅，加之冬至一阳生，人体内阳气渐生，郁而化火，尤其在过食温补的食物后容易出现牙痛、牙龈肿胀。
- **湿热质：**湿热交加，加之冬至一阳生，人体内阳气渐生，郁而化火，尤其在过食黏腻温热的食物后容易出现牙痛、口气较重。
- **平和质、特禀质、痰湿质、阴虚质、血瘀质：**本周较为平稳。

三、体质调养建议

（一）阳虚质（★★★）

1. 饮食起居

- **方法：**防寒保暖。
- **做法：**外出尽量选在天气晴朗、体感不觉寒冷的时间段；日常注意颈部、腰腹部、手部、踝部保暖。
- **注意事项：**尽量避免去江、河、湖、海等水边吹风。

2. 运动锻炼

- **锻炼方式：**参考八段锦两手攀足固肾腰式。
- **做法：**同第一周腹胀（脾虚湿困）的“三、体质调养建议 - 阳虚质 - 运动锻炼”的动作内容，在酉时（17：00 ～ 19：00）练习最佳。
- **注意事项：**注意呼吸与动作配合，全套动作以缓慢、微汗为宜。练功衣着应适宜，注意避风，练功后不要立即接触冷水。

3. 不破皮的针

- **方法：**穴位按揉。
- **操作：**酉时（17：00 ～ 19：00）时按揉涌泉穴，用拇指按压穴位，每分钟按压 15 次，按压 5 ～ 7 分钟。
- **注意事项：**按揉穴位时避风，按揉至皮下微热、微微发胀为宜。

4. 备药推荐

- **中成药：**川芎茶调丸。
- **功效：**疏风止痛。
- **适应证：**外感风邪所致的头痛，或有恶寒、发热、鼻塞等。建议在医师指导下使用。若出现牙龈剧烈疼痛，请及时就医。

（二）气虚质（★★☆）

1. 饮食起居

- **膳食推荐：** 芪苓粥。
- **做法：** 取适量黄芪、茯苓、大枣、山药、粳米。大枣去核，与茯苓、山药、粳米同煮成粥，可加适量红糖调味。用作早饭或晚饭，本周食用 4 ～ 6 次即可。
- **注意事项：** 外感发热期间禁止服用。

2. 运动锻炼

- **锻炼方式：** 参考八段锦两手托天理三焦式。
- **做法：** 同第二周震颤（阴虚风动）“三、体质调养建议 - 气郁质 - 运动锻炼”的动作内容，晨起运动为佳。
- **注意事项：** 注意呼吸与动作配合，全套动作以缓慢、微汗为宜。练功衣着应适宜，注意避风，练功后不要立即接触冷水。

3. 不破皮的针

- **方法：** 穴位按揉。
- **操作：** 巳时（09：00 ～ 11：00）按揉足三里穴，用拇指指腹贴穴，顺时针按揉 36 圈。
- **注意事项：** 按揉穴位时避风，按揉至皮下微热、微微发胀为宜。

（三）气郁质（★★☆）

1. 饮食起居

- **膳食推荐：** 三花茶。
- **做法：** 取适量绿萼梅、代代花、菊花。沸水冲泡。巳时（09：00 ～ 11：00）温服最佳，本周饮用 3 次。
- **注意事项：** 不得空腹饮用。胃炎患者、花粉过敏者禁用。

2. 运动锻炼

- **锻炼方式：** 参考五禽戏的虎戏。
- **做法：** 同第三十七周血压升高（阴阳两虚）“三、体质调养建议 - 阳虚质 - 运动锻炼”的动作内容，辰时（07：00 ～ 09：00）练习最佳。
- **注意事项：** 注意呼吸与动作配合，全套动作以缓慢、微汗为宜。练功衣着应适宜，注意避风，练功后不要立即接触冷水。

3. 不破皮的针

- **方法：** 穴位按揉。
- **操作：** 睡前按揉合谷穴，用拇指指腹贴穴，顺时针按揉 36 圈。

- **注意事项：**按揉穴位时避风，按揉至皮下微热、微微发胀为宜。

（四）湿热质（★★☆）

1. 饮食起居

- **膳食推荐：**白萝卜薏苡仁粥。
- **做法：**取适量白萝卜、薏苡仁、粳米。将白萝卜切片，与粳米、薏苡仁共同煲 1 小时，调味后即成，可作为早餐食用。
- **注意事项：**避免与寒凉食物（如冷饮、西瓜）同食，以免伤脾胃。孕妇禁用。

2. 运动锻炼

- **锻炼方式：**篮球。
- **做法：**每次 30 ～ 45 分钟，在早晨进行最佳。
- **注意事项：**选择天气较为晴朗的时间运动，避免受风受寒。

3. 不破皮的针

- **方法：**穴位按揉。
- **操作：**辰时（07：00 ～ 09：00）按揉内庭穴，用拇指指腹贴穴，顺时针按揉 36 圈。
- **注意事项：**按揉穴位时避风，按揉至皮下微热、微微发胀为宜。

（五）平和质、特禀质、痰湿质、阴虚质、血瘀质（★☆☆）

1. 饮食起居

- 少食或不食生冷水果、冷饮；不喝鱼腥草、蒲公英等凉性食材制作的茶饮；少吃胡椒、花椒、油炸食物等温燥、油腻之品；少吃温性肉类，如鸡肉、狗肉、牛肉、羊肉、驴肉等。
- 禁艾灸、汗蒸、泡温泉等；避免过度烤火。

2. 运动锻炼

适时适当运动，注意防风防寒，尽可能避免大量出汗；避开江、河、湖、海，外出时注意保暖。

3. 情志调养

情绪平和豁达，不可情绪过度激动，多参加集体性活动。

第五十周

头痛

（阴虚血少）

一、历法解析

历法	周一	周二	周三	周四	周五	周六	周日
公历	2027 年 1 月 11 日	2027 年 1 月 12 日	2027 年 1 月 13 日	2027 年 1 月 14 日	2027 年 1 月 15 日	2027 年 1 月 16 日	2027 年 1 月 17 日
农历	马年 腊月初四	马年 腊月初五	马年 腊月初六	马年 腊月初七	马年 腊月初八	马年 腊月初九	马年 腊月初十
干支历	丙午年 辛丑月 庚寅日	丙午年 辛丑月 辛卯日	丙午年 辛丑月 壬辰日	丙午年 辛丑月 癸巳日	丙午年 辛丑月 甲午日	丙午年 辛丑月 乙未日	丙午年 辛丑月 丙申日
节气历	小寒二候鹊始巢				小寒三候雉始鸲		

本周节气：鸟类对阴阳变化的感知最明显，此时阳气渐长，鸟类开始生命活动。

调养重点：根据五运六气理论，本周寒燥相交，燥伤阴血，寒凝血脉，致使气血运行受阻，头面部濡养失调。同时值此岁气交接之际，风气逐渐显现，风性主动，木气升发，熬夜多易引发神经系统病症，尤其需要注意头痛。

二、体质分析

重点需要注意调养的体质（★★★）	阴虚质
次要需要注意调养的体质（★★☆）	血瘀质、气郁质、痰湿质
一般需要注意调养的体质（★☆☆）	平和质、阳虚质、特禀质、湿热质、气虚质

- **阴虚质：**阴血亏虚，脑髓失养，本周容易出现头痛。
- **血瘀质：**血瘀不畅，阻滞脑络，尤其在感寒受冻之后容易出现头部刺痛。
- **气郁质：**气郁化火，上扰清窍，尤其在生气、郁闷时容易出现头胀痛、眩晕。
- **痰湿质：**痰湿内蕴，蒙蔽清阳，尤其在过食肥甘厚腻的食物后容易出现头部昏沉、疼痛。
- **平和质、阳虚质、特禀质、湿热质、气虚质：**本周较为平稳。

三、体质调养建议

（一）阴虚质（★★★）

1. 饮食起居

- **膳食推荐：**龙眼枸杞子粥。
- **做法：**取适量龙眼肉、枸杞子、黑米、粳米。龙眼肉、黑米、粳米慢火煮粥，最后加入少许枸杞。早餐代餐食用，本周服用 3 次。
- **注意事项：**感冒发热期间请勿食用。

2. 运动锻炼

- **锻炼方式：**参考五禽戏之鹿戏。
- **做法：**同第十二周心烦、心悸（阴虚火旺）的“三、体质调养建议 - 气郁质 - 运动锻炼”的动作内容，在酉时（17：00 ～ 19：00）进行最佳。
- **注意事项：**注意呼吸与动作配合，全套动作以缓慢、微汗为宜。练功衣着应适宜，注意避风，练功后不要立即接触冷水。

3. 情志调养

- **调养方式：**静心练习书法 / 绘画。
- **做法：**每日 15 分钟，专注临帖或涂鸦，笔墨轻缓，不追求技法。
- **注意事项：**控制运笔速度，注重过程体验，摒弃结果评价，作为注意力调控训练。

4. 不破皮的针

- **方法：**穴位按揉。
- **操作：**卯时（05：00 ～ 07：00）晨起按揉太阳穴、百会穴，用拇指指腹贴穴，顺时针按揉 36 圈。
- **注意事项：**按揉穴位时避风，按揉至皮下微热、微微发胀为宜。

5. 备药建议

- **中成药：**知柏地黄丸。
- **功效：**滋阴降火。

- **适应证：**阴虚火旺，潮热盗汗，口干咽痛，耳鸣遗精，小便短赤。建议在医师指导下使用。

（二）血瘀质（★★☆）

1. 饮食起居

- **膳食推荐：**葱白川芎茶。
- **做法：**取适量葱白、川芎、茶叶，开水冲泡代茶饮。饭后 1 小时服用，每日 2 次。
- **注意事项：**避免睡前饮用导致身体亢奋；孕妇禁用，女性经期慎用。

2. 运动锻炼

- **锻炼方式：**参考五禽戏之虎戏。
- **做法：**同第三十七周血压升高（阴阳两虚）“三、体质调养建议 - 阳虚质 - 运动锻炼”的动作内容，午时（11：00 ～ 13：00）进行最佳。
- **注意事项：**注意呼吸与动作配合，全套动作以缓慢、微汗为宜。练功衣着应适宜，注意避风，练功后不要立即接触冷水。

3. 不入口的药

- **方法：**中药香囊。
- **做法：**取适量白芷、石菖蒲、红花、冰片、薄荷脑，打粉制成香囊。将香囊挂于膻中穴处，每日佩戴。每 2 周更换一次粉末，时时揉搓。
- **注意事项：**粉尘过敏者禁用；女性经期慎用，孕妇禁用。

4. 不破皮的针

- **方法：**穴位按揉。
- **操作：**头痛发作时按揉合谷穴，用拇指指腹贴穴，顺时针按揉 36 圈。
- **注意事项：**按揉穴位时避风，按揉至皮下微热、微微发胀为宜。

（三）气郁质（★★☆）

1. 饮食起居

- **膳食推荐：**决明子菊花粥。
- **做法：**取适量炒决明子、菊花、粳米，共同煮粥，加冰糖调味。早餐代餐食用，本周服用 3 次。
- **注意事项：**大便溏泄者禁食。

2. 运动锻炼

- **锻炼方式：**拉伸运动。
- **做法：**站 / 坐姿，缓慢伸展肩颈、腰背、腿后侧。每个部位保持 15 ～ 30 秒，自然呼吸。

- **注意事项：** 腰椎间盘突出症患者应避免弯腰动作。

3. 情志调养

建议日常生活多看喜剧类型的影视剧或综艺，避免长期处于争执、竞争或高压环境。

4. 不入口的药

- **方法：** 中药熏香。
- **做法：** 取适量柴胡、佛手、合欢皮、川芎打粉制成香薰。拉伸运动时点燃使用。
- **注意事项：** 熏香时间不宜过长，保持通风；过敏体质者、女性经期慎用，孕妇禁用。

5. 不破皮的针

- **方法：** 穴位按揉。
- **操作：** 头痛发作时按揉太冲穴，用拇指指腹贴穴，顺时针按揉 36 圈。
- **注意事项：** 按揉穴位时避风，按揉至皮下微热、微微发胀为宜。

（四）痰湿质（★★☆）

1. 饮食起居

- **膳食推荐：** 山药冬瓜汤。
- **做法：** 取适量山药、冬瓜。山药切片，冬瓜去皮切块，加水慢火煲 30 分钟，调味后作为午餐汤品食用，本周服用 3 ～ 5 次。
- **注意事项：** 不可搭配大料、肥肉炖煮。

2. 运动锻炼

- **锻炼方式：** 健走。
- **做法：** 户外健走，步速推荐控制在 80 ～ 100 步 / 分钟。每日 30 ～ 45 分钟，在申时（15：00 ～ 17：00）进行最佳。
- **注意事项：** 避风寒，微汗为宜，晴天出行。

3. 情志调养

避免过度忧思伤脾，学会接纳不确定性，减少对琐事的纠结。

4. 不入口的药

- **方法：** 中药香囊。
- **做法：** 取适量白芷、陈皮、藿香、佩兰，打粉制成香囊。将香囊挂于膻中穴处，每日佩戴。每 2 周更换一次粉末，时时揉搓。
- **注意事项：** 粉尘过敏者禁用；女性经期慎用，孕妇禁用。

5. 不破皮的针

- **方法：** 穴位按揉。

- **操作：**头痛发作时按揉足三里穴，用拇指指腹贴穴，顺时针按揉 36 圈。
- **注意事项：**按揉穴位时避风，按揉至皮下微热、微微发胀为宜。

（五）平和质、阳虚质、特禀质、湿热质、气虚质（★☆☆）

1. 饮食起居

保证睡眠，少熬夜；避免长时间低头、久坐。

2. 运动锻炼

进行舒缓拉伸运动，避免剧烈运动。

3. 情志调养

避免情绪大起大落。

第五十一周

腿抽筋

（阴血亏虚）

一、历法解析

历法	周一	周二	周三	周四	周五	周六	周日
公历	2027 年 1 月 18 日	2027 年 1 月 19 日	2027 年 1 月 20 日	2027 年 1 月 21 日	2027 年 1 月 22 日	2027 年 1 月 23 日	2027 年 1 月 24 日
农历	马年 腊月十一	马年 腊月十二	马年 腊月十三	马年 腊月十四	马年 腊月十五	马年 腊月十六	马年 腊月十七
干支历	丙午年 辛丑月 丁酉日	丙午年 辛丑月 戊戌日	丙午年 辛丑月 己亥日	丙午年 辛丑月 庚子日	丙午年 辛丑月 辛丑日	丙午年 辛丑月 壬寅日	丙午年 辛丑月 癸卯日
节气历	小寒三候雉始鸲		大寒一候鸡乳				

本周节气：此时地表虽严寒，但地气明显渐暖，母鸡顺应阳气回升而进入繁殖期。

调养重点：根据五运六气理论，本周进入初之气，主客气均为厥阴风木，前有去年终之气寒燥相搏致气血滞涩，阴血受损，肝血亏虚则筋失濡养，尤以阴血汇聚之下肢为甚，现有风木疏泄过亢，引动筋脉挛急，二者相加，进补温燥之品太过易引发运动系统的病症，尤其需要注意腿抽筋。

二、体质分析

重点需要注意调养的体质（★★★）	阴虚质
次要需要注意调养的体质（★★☆）	血瘀质、气郁质、阳虚质
一般需要注意调养的体质（★☆☆）	平和质、痰湿质、特禀质、湿热质、气虚质

- 阴虚质：阴血亏虚，筋脉失养，本周容易出现腿抽筋、头痛。
- 血瘀质：血瘀脉络，局部血行不畅，尤其在久坐后容易出现腰酸胀、腿抽筋。
- 气郁质：肝气郁结，影响肝主筋的功能，尤其在情绪抑郁时容易出现胁胀、善太息。
- 阳虚质：阳虚易生内寒，寒凝筋脉，尤其在外出受寒后容易出现下肢畏寒、夜尿多。
- 平和质、痰湿质、特禀质、湿热质、气虚质：本周较为平稳。

三、体质调养建议

（一）阴虚质（★★★）

1. 饮食起居

- 膳食推荐：芍药甘草粥。
- 做法：取适量白芍、甘草、大枣、粳米。白芍与甘草先煎取汁，加入粳米、大枣煮粥，可加少量红糖调味。早餐代餐食用，本周服用 3 次。
- 注意事项：大枣每次 1 ～ 2 枚即可，忌过多滋腻。

2. 运动锻炼

- 锻炼方式：参考五禽戏之鹿戏。
- 做法：同第十二周心烦、心悸（阴虚火旺）“三、体质调养建议 - 气郁质 - 运动锻炼”的动作内容，酉时（17：00 ～ 19：00）进行锻炼最佳。
- 注意事项：注意呼吸与动作配合，全套动作以缓慢、微汗为宜。练功衣着应适宜，注意避风，练功后不要立即接触冷水。

3. 情志调养

- 调养方式：静心练习书法 / 绘画。
- 做法：每日 15 分钟，专注临帖或涂鸦，笔墨轻缓，不追求技法。
- 注意事项：控制运笔速度，注重过程体验，摒弃结果评价，作为注意力调控训练。

4. 不入口的药

- 方法：中药足浴。
- 做法：取适量当归、白芍、鸡血藤，煎煮后凉至水温 40℃左右泡脚，每次 20 分钟。
- 注意事项：忌加生水（未过火）；女性经期慎用，孕妇禁用。

5. 不破皮的针

- 方法：穴位按揉。

- **操作：** 头痛发作时按揉三阴交，用拇指指腹贴穴，顺时针按揉 36 圈。
- **注意事项：** 按揉穴位时避风，按揉至皮下微热、微微发胀为宜。

6. 备药建议

- **中成药：** 明目地黄丸。
- **功效：** 滋肾，养肝，明目。
- **适应证：** 肝肾阴虚，目涩畏光，视物模糊，迎风流泪。建议在医师指导下使用。

（二）血瘀质（★★☆）

1. 饮食起居

- **膳食推荐：** 当归鸭汤。
- **做法：** 取适量当归、鲜山楂、鸭肉、生姜，鸭肉焯水去腥后，与当归片、鲜山楂、姜片慢炖 1 ～ 2 小时，加盐调味即可。作为午餐汤品食用，本周服用 3 ～ 5 次。
- **注意事项：** 感冒发热期间请勿食用。

2. 运动锻炼

- **锻炼方式：** 参考五禽戏之虎戏。
- **做法：** 同第三十七周血压升高（阴阳两虚）“三、体质调养建议 - 阳虚质 - 运动锻炼”的动作内容，在午时（11：00 ～ 13：00）进行最佳。
- **注意事项：** 注意呼吸与动作配合，全套动作以缓慢、微汗为宜。练功衣着应适宜，注意避风，练功后不要立即接触冷水。

3. 不入口的药

- **方法：** 中药热敷。
- **做法：** 取适量红花、川芎、路路通，共同研末装布袋，蒸热后敷于小腿。每日 1 次，每次 15 ～ 30 分钟，午时（11：00 ～ 13：00）热敷为佳。
- **注意事项：** 温度适宜，避免烫伤；过敏体质者、女性经期慎用，孕妇禁用。

4. 不破皮的针

- **方法：** 刮痧。
- **操作：** 涂抹适量刮痧油后，用牛角板沿脊背部膀胱经从上向下轻刮，可分段刮痧，出痧即止。
- **注意事项：** 不可大面积暴力刮痧，循经小范围刮痧即可。刮痧后需避风寒，当天勿洗澡。建议在专业医师指导下进行。

（三）气郁质（★★☆）

1. 饮食起居

- **膳食推荐：**佛手玫瑰陈皮茶。
- **做法：**取适量陈皮、佛手、玫瑰花，沸水焖泡 5 分钟。巳时（09：00 ～ 11：00），温服 1 杯。
- **注意事项：**不得空腹饮用。女性经期慎用，孕妇、胃炎患者、花粉过敏者禁用。

2. 运动锻炼

- **锻炼方式：**拉伸运动。
- **做法：**站姿或坐姿，缓慢伸展肩颈、腰背、腿后侧。每个部位保持 15 ～ 30 秒，自然呼吸。
- **注意事项：**腰椎间盘突出症患者应避免弯腰动作。

3. 情志调养

- **调养方式：**做社区义工。
- **做法：**晴天阳光下，选择社区花园或绿化带进行种植花草、修剪枝叶、清理落叶等。
- **注意事项：**注意甄别组织是否正规合法，保障生命财产安全。

4. 不入口的药

- **方法：**沉香木手串。
- **做法：**选择天然沉香木制的手串，佩戴时贴近内关穴或太冲穴。
- **注意事项：**需要鉴别沉香真伪；夜间可放置枕边，防止因摩擦皮肤或缠绕影响睡眠。

5. 不破皮的针

- **方法：**拍打胆经。
- **操作：**用手掌或拳头拍打腿部外侧正中线，从臀部下方开始，沿着胆经的路线向下拍打，一直到膝盖下方。每分钟 60 ～ 100 次。
- **注意事项：**用力适度，以有酸胀感为宜。

（四）阳虚质（★★☆）

1. 饮食起居

- **膳食推荐：**肉桂核桃粥。
- **做法：**取肉桂、核桃仁、粳米适量，核桃仁捣碎与粳米同煮，粥成撒入肉桂粉。早餐代餐食用，本周服用 3 次。
- **注意事项：**肉桂性大热，少量即可；孕妇及女性经期禁用。

2. 运动锻炼

- **锻炼方式：**参考八段锦两手攀足固肾腰式。
- **做法：**同第一周腹胀（脾虚湿困）“三、体质调养建议 - 阳虚质 - 运动锻炼”的动作内容，辰时（07：00 ～ 09：00）练习最佳。
- **注意事项：**注意呼吸与动作配合，全套动作以缓慢、微汗为宜。练功衣着应适宜，注意避风，练功后不要立即接触冷水。

3. 不入口的药

- **方法：**睡前泡脚。
- **做法：**热水中放入少量食盐，睡前泡脚 15 分钟。
- **注意事项：**注意水面没过脚踝，水温控制在 50℃以下，以微汗为宜。

4. 不破皮的针

- **方法：**命门穴、肾俞穴搓擦法。
- **操作：**将双手掌心搓热，快速上下搓擦命门穴及两侧肾俞穴，共 100 次，持续 5 分钟。在卯时（05：00 ～ 07：00）晨起后操作最佳。
- **注意事项：**注意在室内进行，避免吹风受寒。

（五）平和质、痰湿质、特禀质、湿热质、气虚质（★☆☆）

1. 饮食起居

避免久坐，少熬夜。

2. 运动锻炼

进行舒缓拉伸运动，避免剧烈运动。

3. 情志调养

情绪出现问题及时解决，避免生闷气或憋在心里。

第五十二周

面瘫

（风邪中络）

一、历法解析

历法	周一	周二	周三	周四	周五	周六	周日
公历	2027年 1月25日	2027年 1月26日	2027年 1月27日	2027年 1月28日	2027年 1月29日	2027年 1月30日	2027年 1月31日
农历	马年 腊月十八	马年 腊月十九	马年 腊月二十	马年 腊月廿一	马年 腊月廿二	马年 腊月廿三	马年 腊月廿四
干支历	丙午年 辛丑月 甲辰日	丙午年 辛丑月 乙巳日	丙午年 辛丑月 丙午日	丙午年 辛丑月 丁未日	丙午年 辛丑月 戊申日	丙午年 辛丑月 己酉日	丙午年 辛丑月 庚戌日
节气历	大寒二候征鸟厉疾					大寒三候水泽腹坚	

本周节气： 此时气温达到了一年中的最低点，是一年中最冷的时刻。大寒的二候，天寒地冻，地面上活动的动物越来越少，老鹰之类的猛禽因寒冷饥饿，捕猎行为更加凶猛活跃，以维持生存。大寒三候，河川的水结冰直透水底，形成又厚又硬的冰层。

调养重点： 根据五运六气理论，本周风气较重；风性开泄，易袭阳位，容易侵袭人体头面部的经络，使经脉痹阻，气血运行失畅。若此时常在外吹风受寒，就容易出现神经系统的症状，尤其需要注意面瘫等。

二、体质分析

重点需要注意调养的体质（★★★）	气虚质
次要需要注意调养的体质（★★☆）	阴虚质、血瘀质、痰湿质
一般需要注意调养的体质（★☆☆）	平和质、特禀质、气郁质、湿热质、阳虚质

- **气虚质：**气虚体弱，卫外不固，易受风邪侵袭，本周容易出现面瘫、恶寒、头痛。
- **阴虚质：**阴血不足，阴不潜阳，风阳上扰，尤其在情绪激动、发怒后容易出现面瘫、面部潮红。
- **血瘀质：**瘀血阻滞，血行不畅，脉络不通，尤其在受风后容易出现头胀、打哈欠。
- **痰湿质：**痰湿阻滞，气血运行不利，尤其在吹风后容易出现面瘫、喉中痰鸣。
- **平和质、特禀质、气郁质、湿热质、阳虚质：**本周较为平稳。

三、体质调养建议

（一）气虚质（★★★）

1. 饮食起居

- **膳食推荐：**黄芪防风粥。
- **做法：**取黄芪、防风、粳米适量。黄芪、防风洗净，用清水浸泡30分钟后加水大火煮沸后转小火煎煮20分钟，滤出药汁备用。粳米洗净，与药汁一同倒入锅中，煮至米粒软烂即可。可当早餐食用，本周食用3～5次。
- **注意事项：**避免与寒凉食物（如冷饮、西瓜）同食，以免伤脾胃。

2. 运动锻炼

- **锻炼方式：**参考八段锦调理脾胃须单举式。
- **做法：**同第一周腹胀（脾虚湿困）“三、体质调养建议-痰湿质-运动锻炼”的动作内容，辰时（07：00～09：00）练习最佳。
- **注意事项：**注意呼吸与动作配合，全套动作以缓慢、微汗为宜。练功衣着应适宜，注意避风，练功后不要立即接触冷水。

3. 不入口的药

- **方法：**睡前用中药泡脚。
- **做法：**取适量紫苏叶煮水，睡前泡脚15分钟。
- **注意事项：**注意水面没过脚踝，水温控制在50℃以下，以微汗为宜。

4. 不破皮的针

- **方法：**穴位按揉。
- **操作：**晨起按揉风池穴，用双手拇指指腹贴穴，顺时针按揉36圈。
- **注意事项：**按揉穴位时避风，按揉至皮下微热、微微发胀为宜。

5. 备药建议

- **中成药：**玉屏风颗粒。

- **功效：**益气，固表，止汗。
- **适应证：**表虚不固，自汗恶风，面色皖白，或体虚易感风邪者。建议在医师指导下使用。

（二）阴虚质（★★☆）

1. 饮食起居

- **膳食推荐：**石斛菊花茶。
- **做法：**取适量石斛、菊花，煎煮 10～20 分钟即可。酉时（17：00～19：00）温服最佳。本周饮用 3 次。
- **注意事项：**此代茶饮性质凉润，若出现食欲不振、腹泻、畏寒等症状，应立即停止服用。

2. 情志调养

- **调养方法：**冥想。
- **做法：**静坐闭目，专注呼吸，鼻吸口呼，接纳杂念，调整姿势，缓慢结束。
- **注意事项：**不必追求“完全无杂念”，只要在有杂念时将思绪拉回到呼吸中即可。

3. 不破皮的针

- **方法：**穴位按揉。
- **操作：**酉时（17：00～19：00）按揉太冲穴，用拇指指腹贴穴，顺时针按揉 36 圈。
- **注意事项：**按揉穴位时避风，按揉至皮下微热、微微发胀为宜。

（三）血瘀质（★★☆）

1. 饮食起居

- **膳食推荐：**山楂红糖饮。
- **做法：**取适量干山楂片、红糖、生姜，煎煮 10～20 分钟即可。可当饭后茶饮服用，本周服用 2 次即可。
- **注意事项：**不宜空腹服用。

2. 不破皮的针

- **方法：**刮痧。
- **操作：**涂抹适量刮痧油后，用牛角板沿背部膀胱经从上向下轻刮，可分段刮痧，出痧即止。
- **注意事项：**不可大面积暴力刮痧，循经小范围刮痧即可。刮痧后需避风寒，当天勿洗澡。建议在专业医师指导下进行。

（四）痰湿质（★★☆）

1. 饮食起居

- 方法：避风。
- 做法：减少骑电动车、三轮车的次数；减少高空作业；少去江、河、湖、海边；避免在风大时外出。
- 注意事项：若必须吹风，请穿好防风衣物。

2. 运动锻炼

- 锻炼方式：跳舞。
- 做法：每次 15 ～ 30 分钟，在早晨锻炼最佳。
- 注意事项：运动后忌喝冷饮。

3. 不破皮的针

- 方法：摩腹。
- 操作：双手搓热后叠放于腹部，以肚脐为中心，顺时针轻柔打圈按摩（50 ～ 100 圈）。配合深呼吸，力度均匀缓慢，每次 10 ～ 15 分钟，饭后 1 小时进行。
- 注意事项：孕妇和经期女性禁用。

（五）平和质、特禀质、气郁质、湿热质、阳虚质（★☆☆）

1. 饮食起居

- 少吃飞禽类的肉，如鸡肉、鹅肉、鸽肉、鹌鹑肉等（鸭肉除外），这些食物为生风之品。
- 本周禁艾灸、汗蒸、泡温泉。

2. 运动锻炼

适当运动，注意防风防寒，避免大量出汗。

附录

验案分析

甲辰年，上临太阳寒水，中为太宫土运太过，下加太阴湿土在泉，岁中运土，辰戌丑未五行属土，故临辰为岁会。中运岁土太过，在泉太阴湿土，故为同天符。运气相临，运克气，为不和之年。甲辰年上半年寒气偏胜，气候偏寒，万物因气候偏凉、应温不温而影响生长。全年土运太过，湿气偏胜，土克水，致水郁至极而发。故而临床在处理疾病时，除了要注意脾胃及寒湿之外，还要考虑水郁极而伤心的情况。

乙巳年，上临厥阴风木，下加少阳相火在泉，岁运少商金运不足；运气相临，运克气，为不和之年。金运不及之年，又逢火气乘金，一则易耗伤阴精，甚则化火，表现为头晕胀痛、皮肤干痒、痔疮出血等症状；二则致金郁至极而发，表现为民病咳逆，心胁满引少腹，善暴病，不可反侧，嗌干，面尘色恶。

今选甲辰年三之气至乙巳年二之气十二则节气时病验案记录与此，以飨同道。

一、甲辰年心悸验案一则（心阳不振）

基本情况：患者，女，83 岁。2024 年 6 月 1 日就诊。

患者主诉：心悸，咳嗽、涎多，时有呕吐，余可。

舌脉：脉沉滑小紧，舌苔白厚质淡紫。

处方：广藿香 12g，紫苏梗 8g，粉葛根 15g，香白芷 6g，高良姜 3g，川桂枝 3g，淡竹茹 15g，炒鸡内金 15g，鸡矢藤 10g，法半夏 6g，缩砂仁(后下)3g，姜厚朴 8g，广木香(后下)7g，枇杷叶 12g，浙贝母 15g，麸炒苍术 10g，甘草节 5g。

服用方法和禁忌：10剂，水煎服，每日1剂，分2次服用，每次200mL，饭后服用。服药期间禁吃生冷水果，禁用金银花、菊花、夏枯草、鱼腥草、绞股蓝泡茶饮用，禁喝绿茶、凉茶，禁喝牛奶、啤酒，禁吃海鲜，因其皆寒凉伤阳也。

反馈：10日后，诸症缓解。

按：时值甲辰年三之气，主气少阳相火，客气太阳寒水。客气胜主气，少阳阳气难以升发，加之太阳寒水司天，阳气更加被遏制，尤易使心阳不振，脾阳被遏。本案患者年逾八旬，阳气渐衰，心阳不振为本，痰湿内阻为标。心悸一症，乃心阳失于温煦，水饮凌心所致；咳嗽、涎多、呕吐，皆因中焦阳气不运，痰湿内生，上犯于肺、扰动胃腑。脉沉滑小紧，舌淡紫苔白厚，皆为阳虚湿瘀互结之象。处方立法紧扣“温阳化湿、宣痹通络”之旨：方中桂枝配高良姜，辛甘化阳以振奋心脾；藿香、紫苏梗、白芷、苍术芳香醒脾，葛根、竹茹、厚朴、木香、甘草重建中州气化，使清阳得升，浊阴自降；并以半夏、砂仁降逆止呕，浙贝母、枇杷叶肃肺止咳，更佐鸡内金、鸡矢藤消积导滞，截断痰湿生化之源。气机畅达而痰饮得化，诸症皆平。

二、甲辰年湿疹验案一则（湿热蕴肤）

基本情况：患者，女，26岁。2024年7月6日就诊。

患者主诉：后颈部湿疹多，不痛不痒；月经紊乱，量少；余可。

舌脉：脉小滑，舌苔薄黄质暗赤。

处方：麸炒苍术10g，香白芷6g，当归身12g，盐黄柏8g，地肤子(包)12g，路路通10g，木蝴蝶6g，生地黄12g，大麦冬15g，干石斛10g，北防风8g，甘草节5g。

服用方法和禁忌：10剂，水煎服，每日1剂，分2次服用。禁吃鸡肉、鹅肉、鸽肉、鹌鹑肉等飞禽类（鸭子除外）的肉和牛肉、羊肉、狗肉、驴肉；禁吃姜、椒（如胡椒、花椒、辣椒）桂、茴（如八角）和芹菜、韭菜、香菜、香椿和菌类（如蘑菇、香菇），因其皆动风也。

反馈：10日后，湿疹渐愈。

按：时值甲辰年三之气，主气少阳相火，客气太阳寒水。客气胜主气，加之受甲辰年岁运太土的影响，湿气内蕴加重。就诊时正值小暑前后，湿邪易郁而化热，导致湿热内蕴。考虑患者月经量少、经期紊乱，舌苔薄黄质暗赤，判断其内有阴虚内热。湿疹为湿热之象，可知此属风气内动为标，湿热内蕴、阴血不足为本，正是湿热蕴肤为病。治疗当仿消风散法，除湿祛风、清热养血。苍术、白芷、防风开腠透邪，引湿热从表而散；黄柏盐制潜降相火，生地黄、麦冬、石斛、甘草甘润救阴，兼制燥药伤津；当归身养血和营；地肤子、路路通疏络利窍，尤以木蝴蝶轻清上浮，使邪有出路。

三、甲辰年疲劳验案一则（痰湿困脾）

基本情况：患者，男，35岁。2024年8月22日就诊。

患者主诉：周身乏力半月余，大便时有溏黏，矢气多，言语后犯困，腹痛，余可。

舌脉：脉和缓小滑，舌苔薄黄质赤。

处方：广藿香12g，紫苏梗8g，广陈皮6g，瓜蒌皮15g，麸炒神曲(包)10g，生白术18g，云茯苓15g，米炒党参12g，粉葛根15g，北柴胡6g，北防风6g，杭白芍10g，甘草节5g。

服用方法和禁忌：14剂，水煎服，每日1剂，分2次服用，每次200mL，饭后服用。禁吃生冷水果，禁用金银花、菊花、夏枯草、鱼腥草、绞股蓝等泡茶饮用，禁喝绿茶、凉茶，因其皆伤脾阳也。

反馈：14日后，诸症改善。

按：时值甲辰年四之气，主气太阴湿土，客气厥阴风木。受到在泉太阴湿土、岁运太土的影响，长夏时节，湿气严重，容易侵犯人体脾胃。本案系劳倦伤脾、运化失司所致。患者周身乏力如裹湿衣，大便溏黏、矢气频作，乃脾阳不振、湿浊下注之征；言语耗气则困倦愈甚，正如《灵枢·口问》“中气不足，溲便为之变”之谓。其脉和缓小滑，舌赤苔黄，实为脾虚湿蕴日久，郁而化热之象，然热象未炽，仍在太阴气分。治疗当仿东垣升阳益胃法，健脾益气、升阳除湿。方中藿香、紫苏梗芳香醒脾，配陈皮、瓜蒌皮理气化痰，仿藿香正气散化浊之功；生白术、茯苓、党参、神曲相须为用，补中寓利，重建中州斡旋之机；更妙在葛根、柴胡、防风三味升阳举陷，使清阳得升则浊阴自降。白芍配甘草缓急止痛。全方攻补兼施，升降相因，使湿祛而脾不伤，气升而热自除。

四、甲辰年泄泻验案一则（脾虚湿盛，肝木乘土）

基本情况：患者，女，69岁。2024年9月7日就诊。

患者主诉：腹痛、腹泻10余天；纳食时有梗阻感；吹风后眉棱骨疼痛、目胀；余可。

舌脉：脉弦数涩，舌苔薄黄质可。

处方：广藿香12g，北防风10g，炒白扁豆15g，姜厚朴8g，广木香7g，香白芷6g，土茯苓25g，麸炒苍术10g，麸炒山药15g，麸炒神曲10g，广陈皮6g，甘草节5g。

服用方法和禁忌：10剂，水煎服，每日1剂，分2次服用。服药期间禁吃鸡肉、鹅肉、鸽肉、鹌鹑肉等飞禽类动物（鸭子除外）的肉和牛肉、羊肉、狗肉、驴肉，因其易使肝气更盛；禁喝牛奶、啤酒，禁吃海鲜；禁用金银花、菊花、夏枯草、鱼腥草、绞股蓝泡茶饮用，禁喝绿茶、凉茶，禁吃生冷水果，因其易加重寒湿。

反馈：10 日后，腹泻、纳食梗阻感消失，吹风后头痛、目胀改善。

按：时值甲辰年四之气，主气太阴湿土，客气厥阴风木加临。客气胜主气，本应湿浊较轻，但又受岁运太土、司天寒水的影响，寒湿仍盛，容易侵袭脾土，伤及脾阳；加之风木之气较旺，进而容易出现脾虚湿盛、肝木乘土之泄泻。患者腹痛、腹泻 10 余天，纳食梗阻感，为脾虚湿盛、纳化无力。吹风则眉棱骨疼痛、目胀，为肝气旺盛之表现。治疗当仿丹溪痛泻要方之法，调和肝脾、祛风除湿。方中藿香、防风、白芷三味相配，外祛风邪以解头目之困，内疏肝气以缓乘脾之急；苍术、扁豆、山药、甘草培土制水，重建中州堤防；厚朴、木香、陈皮疏利中焦气机，更以土茯苓渗利湿热而不伤正，神曲消积导滞以助运化，全方用药平淡，而能收获全功。

五、甲辰年口疮验案一则（阴虚火旺）

基本情况：患者，男，49 岁。2024 年 10 月 20 日就诊。

患者主诉：口腔溃疡易发、难愈；咽喉不适，目涩目痒，余可。

舌脉：脉滑紧小弦，舌苔薄黄质赤。

处方：荆芥节 8g，淡黄芩 6g，杭白菊 8g，干石斛 15g，大麦冬 15g，醋五味子 3g，润玄参 8g，枸杞子 15g，生地黄 12g，广陈皮 6g，甘草节 5g。

服用方法和禁忌：10 剂，水煎服，每日 1 剂，分 2 次服用，服药期间禁食鸡肉、鸽子肉、鹅肉等飞禽类动物（鸭子除外）的肉，禁艾灸，因其伤阴动火生风也。

复诊：口疮、目涩、目痒渐愈，咽喉不适仍有。需加强滋阴清热利咽之力，守前方玄参增至 15g，加桔梗 4 克；石斛减至 10g，去枸杞子。续服 15 剂。

反馈：15 日后，口疮、目涩、目痒、咽喉不适均已好转。

按：时值甲辰年五之气，主气阳明燥金，客气少阴君火加临。客气胜主气，阳气难以敛降，故秋季气温偏高。秋行夏令，燥热相合，耗伤人体阴血。同时阳气潜降不及，极易上逆化火生风，进而形成口疮、咽喉不适、目涩、目痒等头面部症状。本案辨证属于化火生风为标、阴虚不濡为本。治法当滋阴祛风，清热利咽。方中荆芥、杭菊、黄芩祛风清热；麦冬、醋五味子养心肺之阴；石斛、枸杞子、生地黄、玄参、甘草养肝肾之阴兼清利咽喉；陈皮健脾理气，助脾胃运化。

六、甲辰年失眠验案一则（血不养神）

基本情况：患者，女，50 岁。2024 年 11 月 18 日就诊。

患者主诉：胸闷、失眠数周。眠差，难入睡、容易醒，纳可，大便干。唇色乌紫。

舌脉：脉小滑，舌苔薄白质可尖赤。

处方：北柴胡 6g，当归身 12g，合欢皮 15g，首乌藤 30g，杭白芍 15g，火麻仁 18 克、麸炒枳实 8g，生大黄 7g，甘草节 5g。

服用方法和禁忌：14 剂，水煎服，每日 1 剂，分 2 次服用。服药期间禁食鸡肉、鸽子肉、鹅肉等飞禽类动物（鸭子除外）的肉，禁艾灸，因其皆伤阴化火生风也。

复诊：脉和缓，舌苔薄白质可。唇色改善，时难入睡，有燥热，伴有胃部嘈杂。用香砂六君丸、舒肝和胃丸、鹜芪口服液调理巩固。

反馈：15 日后，睡眠良好，燥热痊愈，胃部嘈杂改善。

按：当时正值甲辰年五之气，阳明燥金为主，少阴君火为客，秋行夏令，燥热相合，耗伤人体阴血。同时金秋时节，阳气本当潜降，而受少阴君火影响，降之不及，神魂难以内敛。人们多见阴血亏虚，神魂不敛之象。该患者眠差，且难入睡，容易醒，大便干，为肝血不足，肝不藏魂，肠失濡养。胸闷为肝气郁结之象。此证是以气郁失濡为标，肝血不足为本。治疗当柔肝疏肝、润肠降浊。方中以北柴胡、当归身、杭白芍柔肝疏肝，合欢皮、首乌藤养血安神，火麻仁、枳实、生大黄润肠降浊，甘草调和诸药，缓急和中。

七、甲辰年肢痹验案一则（寒湿痹阻）

基本情况：患者，女，80 岁。2024 年 12 月 19 日就诊。

患者主诉：患者膝关节屈伸不利、冷痛 2 周，大便不成形，眠尚可，余可。

舌脉：脉和缓有力，舌苔薄黄质稍暗。

处方：广藿香 12g，粉葛根 15g，麸炒苍术 10g，薏苡仁 20g，安痛藤 5g，宣木瓜 5g，鸡血藤 12g，清地龙 7g，忍冬藤 15g，怀牛膝 18g，广陈皮 6g，甘草节 5g。

服用方法和禁忌：15 剂，水煎服，每日 1 剂，分 2 次服用。服药期间禁户外水边（江边、河边、湖边、海边）吹风，因其易外感寒湿也。

反馈：15 日后，膝关节行动便利、冷痛减轻；大便成形。

按：时值甲辰年终之气，主气太阳寒水，客气太阴湿土加临。客气胜主气，形成湿偏胜的寒湿交加，病邪多侵袭下位，可出现下肢水肿、膝关节不利等病症。又受岁运太土的影响，内有脾虚生湿，加重肢痹。且舌苔薄黄，可见已有寒湿郁久化热之象。本案发病于甲辰年终之气，辨证属于寒湿痹阻为标，脾虚失运化为本。治法当健脾燥湿，温经通络，兼清郁热。藿香、葛根、苍术、薏苡仁、陈皮健脾燥湿，升清止泻；安痛藤、木瓜、鸡血藤、地龙、牛膝温经通络，舒筋止痛；忍冬藤清郁热，通利关节；甘草调和诸药，缓急和中。

八、甲辰年外感化热验案一则（风寒化热）

基本情况：患者，女，36 岁。2024 年 12 月 28 日就诊。

患者主诉：近 1 周感冒，低热，头顶痛，清黄涕，清白痰；眠差、多梦；时神疲；月经周期正常，量可，颜色尚可。

舌脉：脉浮滑，舌苔白腻质小红。

处方：生石膏 15g，小青龙颗粒。

服用方法和禁忌：生石膏煮水送服小青龙颗粒，服用 2 日。服药期间禁食奶油、芝士、糯米、糕点、油炸食品、膨化食品等甜腻之品，因其黏腻碍邪、阻滞气机也。

反馈：2 日后，感冒症状均消，睡眠正常，神疲缓解。

按：时值甲辰年终之气，主气太阳寒水，客气太阴湿土，太阳寒水闭表，太阴湿土壅中，形成“寒包湿郁”之局，风寒邪气遇湿浊则胶结难散；且此时是冬至一阳初萌，阳气欲升却被寒湿遏阻，邪气易入里郁而化热，易出现恶寒发热并作，流黄涕咳白痰等寒热错杂之候。本案发病于甲辰年终之气，辨证属于外感风寒，寒湿外束，郁而化热。治法当外散寒湿、内透郁热。小青龙颗粒针对外感症状，生石膏清透郁热。

九、乙巳年手抖验案一则（阴虚生风）

基本情况：患者，女，51 岁。2025 年 2 月 23 日就诊。

患者主诉：常有手抖，春季和情绪激动时明显；眠差，思虑多；余可。

舌脉：脉弦细小滑，舌苔白薄质可。

处方：全当归 12g，杭白芍 15g，熟地黄 15g，缩砂仁（拌熟地黄用）4g，抱茯神 18g，制远志 12g，合欢皮 15g，首乌藤 30g，广陈皮 6g，白莲子 15g，生牡蛎 30g，甘草节 5g。

服用方法和禁忌：15 剂，水煎服，每日 1 剂，分 2 次服用，嘱患者服药期间禁户外水边（江边、河边、湖边、海边）吹风，以其易受风邪动风也。

反馈：15 日后，手抖频率大大降低；情绪激动次数减少；睡眠改善。

按：时值乙巳年初之气，主气厥阴风木，客气阳明燥金。客气胜主气，风木生发受阻，燥金肃杀过亢，肝气郁极生风，上扰筋脉则见手指震颤、肢体拘急等病症。又受岁运少金影响，肺气不制肝木，肝失濡润则筋急风动。本案发病于乙巳年初之气，辨证属于肝风内动为标，肝阴不足为本。治法当柔肝息风，滋补肝阴。当归、白芍、熟地黄、甘草补血滋阴；莲子、茯神、制远志、合欢皮、首乌藤宁心安神；牡蛎平肝息风，重镇安神；陈皮、砂仁理气助化。

十、乙巳年头痛验案一则（肝郁血滞）

基本情况：患者，女，44 岁。2025 年 2 月 28 日就诊。

患者主诉：头痛时作，指尖麻、胀，肩颈时有不适，口干口苦，眠时好时坏，余可。

刻下：脉和缓小滑，舌苔薄黄质可。

处方：醋北柴胡 6g，全当归 12g，双钩藤（后下）15g，炒地龙 7g，杭白菊 8g，香白芷 6g，香藁本 5g，醋青皮 6g，广陈皮 6g，生麦芽 12g，生稻芽 12g，麸炒泽泻 12g，鸡血藤 12g，麸炒苍术 10g，甘草片 5g。

服用方法和禁忌：10 剂，水煎服，两日 1 剂，分 2 次服用，每次 200mL。服药期间禁食榴莲、芒果、菠萝蜜、荔枝、龙眼等湿热性质的水果；禁吃糯米、面食、甜食和无磷鱼。因其皆湿热、黏腻有碍脾胃运化、影响气血生成也。

反馈：20 日后，诸症好转。

按：时值乙巳年初之气，岁运少金，厥阴风木司天，主气厥阴风木，客气阳明燥金加临。客气胜主气，导致肝气不舒、升发受阻，不通则痛；又逢雨水节气，春雨连绵，气温回升较慢，外界寒湿较盛。肝经上达巅顶，肝气被郁则易见头部晕、胀、痛，受寒则加重；素体肝血不足者，亦因气血推动无力、失于濡养而易见肢体麻木、膝关节乏力、腿抽筋等症。本案中患者年四十有四、阴气自半，其脉和缓小滑、舌苔薄黄质可说明患者的基础体质为湿热质，兼有阴血不足；受时令影响，肢体百骸失于濡养，故见指尖麻胀、肩颈不适；头痛、口干口苦、眠时好时坏，皆因肝经不通、疏泄不当所致。因此肝气被郁、阴血不足、失于濡养为其病机，治疗当疏肝养血、健脾行气，恢复升清降浊之功能。忌口则需遵循其体质，少食湿热、黏腻之品。方中柴胡、当归疏肝养血治其本，钩藤、地龙、杭菊平肝疏肝、缓解头痛，以治其标，并佐以白芷、藁本、苍术芳香开窍；青皮、陈皮可健脾疏肝，并搭配生麦芽、生稻芽既能增强健脾行气之功，又能取其升发之性以助肝气疏泄；鸡血藤、泽泻则疏通血脉、化脂降浊，缓解指尖麻胀、肩颈不适，甘草调和诸药。全方以疏肝健脾为主要功效，肝气升发顺畅，脾胃健运，则诸症可愈。

十一、乙巳年时令感冒验案一则（痰热蕴肺）

基本情况：患儿，女，14 岁。2025 年 3 月 30 日就诊。

患者主诉：咳嗽痰多 1 周余，现兼有头昏沉、鼻塞、目酸胀，发油，余可。

舌脉：脉弦滑，舌苔白厚质瘀边赤尖尤甚。

处方：北沙参 8g，枇杷叶 12g，浙贝母 15g，化橘红 8g，淡竹茹 15g，盐车前子（包）10g，辛夷花（包）8g，炒苍耳子 7g，香白芷 6g，胆南星 10g，炒白扁豆 15g，麸炒苍术 10g，甘草片 5g。

服用方法和禁忌：14 剂，水煎服，每日 1 剂，分 2 次服用，每次 200mL。服药期间禁食榴莲、芒果、菠萝蜜、荔枝、龙眼等湿热性质的水果；禁吃糯米、面食、甜食和无鳞鱼。因其皆湿热、黏腻有碍脾胃运化也。

反馈：14 日后，诸症好转。

按：时值乙巳年二之气，岁运少金，主气少阴君火，客气太阳寒水加临。客气胜主气，导致阳气被遏，外界寒湿较盛，又逢春分节气第二、三候，本应雷电相应，但只见电闪而少闻雷鸣，亦为阳气被遏、生机不足的表现，此时易外感邪气，表现为发热、少汗、头身疼痛等风寒表证，且易郁闭化热，可兼见咽痛、黄痰等症，此为时令外感。本案中患者年十四，肾气充实、营养充盛，其脉弦滑、舌苔白厚、发油，说明其基础体质为湿热质，舌质瘀边赤尖尤甚，提示外感有化热倾向，且肝气较旺，症见目酸胀；“肺为储痰之器，脾为生痰之源”故见咳嗽痰多，脾不生清则见头昏沉、鼻塞。因此治疗当标本同治，润肺化痰、宣通鼻窍为标，通利三焦为本，且需严格遵循忌口，少食湿热、黏腻之品。方中北沙参、枇杷叶、浙贝母、化橘红均为润肺化痰之药，可治其标；辛夷、苍耳子、白芷为苍耳子散化裁，可顾其兼症，治疗头昏、鼻塞，并佐以胆南星增强其豁痰开窍之力；竹茹、车前子通利其三焦，清泄郁热；炒白扁豆、苍术、甘草则健脾燥湿行气，有助其脾胃运化功能之恢复。全方标本同治，润肺化痰、健脾行气，三焦通利则诸证可愈。

十二、乙巳年荨麻疹验案一则（血虚兼湿热）

基本情况：患者，女，40 岁。2025 年 4 月 27 日就诊。

患者主诉：荨麻疹发作月余，瘙痒、起风团，入夜尤甚、遇热加重，眠尚可，月经量少，二便调。

舌脉：脉小滑数，舌苔白厚质可。

处方：荆芥节 8g，北防风 6g，地肤子 12g，生石膏 10g，麸炒苍术 6g，生地黄 12g，盐黄柏 8g，炒黑芝麻 15g，当归身 8g，甘草节 5g。

服用方法和禁忌：14 剂，每日 1 剂，水煎服，分 2 次服用，每次 200mL。服药期间禁食鸡肉、鸽子肉、鹅肉等飞禽类动物（鸭子除外）的肉，禁艾灸，因其皆伤阴动风也。

复诊：荨麻疹渐愈，发现脱发明显。加强濡润阴血之力以涵养肝木，守前方当归增至 12g，加木蝴蝶 5g、大麦冬 15g，续服 14 剂。

反馈：14 日后，荨麻疹痊愈，脱发改善。

按：时值乙巳年二之气，岁运少金，主气少阴君火，客气太阳寒水加临。客气胜主气，导致火热内蕴不得发，又逢谷雨节气，阴雨连绵，阳气蒸腾，湿热蕴于肌表，容易发生皮肤瘙痒等病症。本案中患者年四十、月经量少，说明患者有阴血不足的体质基础；脉小滑数，瘙痒遇热加重、入夜尤甚，说明患者内有蕴热。辨证为湿热蕴肤为标、阴血不足为本，治疗当仿消风散法，祛风除湿、清热养血。方中荆芥、防风、地肤子辛散以达邪，疏风以止痒；石膏、苍术、盐黄柏分别行清热泻火、祛风燥湿、潜藏相火之效；过用风药则易伤阴，且患者体质有阴血不足的基础，故用生地黄、黑芝麻、当归以养血活血，滋阴润燥，既补已伤之阴血，且达“治风先治血，血行风自灭”之意，又制约诸药之温燥；甘草调和诸药，全方共奏祛风除湿、清热养血之效，诸证可愈。

中医九种体质类型及特征

一、平和质

- **形体特征：**体形匀称健壮。
- **常见表现：**面色、肤色润泽，头发稠密有光泽，目光有神，鼻色明阔，嗅觉、味觉正常，唇色红润，不易疲劳，精力充沛，耐受寒热，睡眠良好，食欲良好，大小便正常。
- **心理特征：**性格随和开朗。
- **发病倾向：**平时较少患病。
- **对外界环境的适应能力：**对自然环境和社会环境的适应能力较强。

二、气虚质

- **形体特征：**肌肉不健壮。
- **常见表现：**容易呼吸短促，喜欢安静，不喜欢说话，说话声音低弱，容易感冒，常出虚汗，常感到疲乏无力。
- **心理特征：**性格内向，情绪不稳定，胆小，不喜欢冒险。
- **发病倾向：**易患感冒；或发病后因抗病能力弱而难以痊愈；易患内脏下垂类疾病。
- **对外界环境的适应能力：**不耐受寒邪、风邪、暑邪。

三、阳虚质

- **形体特征：**肌肉不健壮。

- **常见表现：**总是手脚发凉，胃脘部总是怕冷，衣服比别人穿得多，耐受不了冬天的寒冷，夏天耐受不了空调房间的冷气，喜欢安静，吃（喝）凉的东西总会感到不舒服，容易大便稀溏，小便颜色清，量多。
- **心理特征：**性格多沉静、内向。
- **发病倾向：**发病多为寒证，易患泄泻、阳痿等。
- **对外界环境的适应能力：**不耐受寒邪，能耐受夏季，不耐受冬季，易感受湿邪。

四、阴虚质

- **形体特征：**体形瘦长。
- **常见表现：**感觉身体、面部、手脚心发热，皮肤干燥，面颊潮红或偏红，眼睛干涩，口咽干燥，容易失眠，经常大便干结。
- **心理特征：**性情急躁，性格外向，活泼好动。
- **发病倾向：**易患咳嗽、糖尿病、闭经、发热等病症。
- **对外界环境的适应能力：**平时不耐暑热干燥，能耐受冬季，不耐受夏季。

五、血瘀质

- **形体特征：**瘦人居多。
- **常见表现：**皮肤常在不知不觉中出现瘀斑 (皮下出血)，皮肤常干燥、粗糙，身体容易出现疼痛，面色晦暗或有色素沉着、黄褐色斑块，眼眶多暗黑，眼睛有红丝 (充血)，刷牙时牙龈容易出血。
- **心理特征：**易烦躁，健忘，性情急躁。
- **发病倾向：**易患出血、中风、冠心病等。
- **对外界环境的适应能力：**不耐受风邪、寒邪。

六、痰湿质

- **形体特征：**体形肥胖，腹部肥满松软。
- **常见表现：**汗多而黏腻，手足心潮湿多汗，肢体酸困沉重、不轻松，面部常有油腻感，口中常感黏腻或甜腻，痰多。
- **心理特征：**性格温和，处事稳重，为人恭谦，多善忍耐。
- **发病倾向：**易患糖尿病、中风、眩晕、咳喘、痛风、高血压、冠心病等。
- **对外界环境的适应能力：**对梅雨季节及潮湿环境适应能力差。

七、湿热质

- **形体特征：**形体偏胖或苍瘦。

- **常见表现：**面部和鼻尖总是油光发亮，易生粉刺、疮疖，常感到口苦、口臭或口中异味，经常大便黏滞不爽，小便有热感，尿色发黄；女性带下色黄，男性阴囊潮湿多汗。
- **心理特征：**性格多急躁易怒。
- **发病倾向：**易患疮疖、黄疸、火热等病症。
- **对外界环境的适应能力：**对潮湿环境或气温偏高，尤其是夏末秋初，湿热交蒸的气候较难适应。

八、气郁质

- **形体特征：**形体瘦者为多。
- **常见表现：**常感到闷闷不乐、情绪低沉，易紧张、焦虑不安，多愁善感或容易受到惊吓，常感到乳房及两胁部胀痛，常感觉胸闷，经常无缘无故地叹气，易心慌、心跳加快，喉部经常有堵塞感或异物感，容易失眠。
- **心理特征：**性格内向不稳定，忧郁脆弱，敏感多疑。
- **发病倾向：**易患失眠、抑郁症、神经官能症等。
- **对外界环境的适应能力：**对精神刺激适应能力较差；不喜欢秋冬天和阴雨天。

九、特禀质

- **形体特征：**无特殊，或有畸形，或有先天生理缺陷。
- **常见表现：**多为过敏体质，即使没有感冒也经常鼻塞、打喷嚏、流鼻涕，甚至哮喘；容易对药物、食物、气味、花粉、冷空气等过敏，皮肤常因过敏出现紫红色瘀点、瘀斑，皮肤常一抓就红，并出现抓痕。
- **心理特征：**无特殊。
- **发病倾向：**患有遗传性疾病者，多表现为父母有相同疾病，或出生时即有缺陷；过敏体质者，易出现药物过敏、花粉症、哮喘等过敏性疾病。
- **对外界环境的适应能力：**对季节变化适应能力差，易引发宿疾。

主要参考书目

[1] 王琦 . 九种体质使用手册 [M]. 北京：中国中医药出版社，2024.

[2] 王琦 . 中医体质学 [M]. 北京：中国医药科技出版社，1995.

[3] 顾一煌，王金贵 . 中医养生方法技术 [M]. 北京：中国中医药出版社，2020.

[4] 王冰 . 黄帝内经 [M]. 北京：中医古籍出版社，2003.

[5] 宋英杰 . 二十四节气志 [M]. 北京：中信出版社，2017.

[6] 吴勉华，石岩 . 中医内科学 [M].5 版 . 北京：中国中医药出版社，2021.

[7] 何清湖，刘胜，裴晓华，等 . 中医外科学 [M]. 4 版 . 北京：人民卫生出版社，2022.

[8] 陈灏珠，钟南山，陆再英，等 . 内科学 [M]. 9 版 . 北京：人民卫生出版社，2022.

[9] 吴孟超，吴在德，吴肇汉，等 . 外科学 [M]. 9 版 . 北京：人民卫生出版社，2018.

[10] 白虹 . 二十四节气知识 [M]. 天津：天津科学技术出版社 2019.

[11] 陈远国 . 五运六气 [M]. 北京：北京科学技术出版社，2019.

[12] 任应秋 . 五运六气 [M]. 上海：上海科学技术出版社，1959.

[13] 时逸人 . 中国时令病学 [M]. 上海：千顷堂书局，1950.

[14] 郝慧琴，王宏伟 . 时令养生健康手册（2025 版）[M]. 北京：人民卫生出版社，2024.